Anatomía Humana

Un manual práctico e intuitivo para descubrir el cuerpo humano y todos sus componentes

Nathan Orwell

Índice

Sommario

Introducción

La anatomía es la ciencia que se ocupa de la estructura del cuerpo humano a nivel macroscópico y microscópico. La anatomía humana se ha estudiado durante mucho tiempo mediante la disección de cadáveres, que han sido fundamentales para comprender la estructura y las funciones básicas del cuerpo humano.
Comprender la organización estructural del cuerpo humano es esencial para todos los especialistas los especialistas o aficionados a la medicina. En efecto, sólo conociendo la composición y la conexión entre los elementos del organismo es posible identificar qué estructuras están afectadas por una enfermedad, qué estructuras hay que examinar o cuáles hay que sustituir durante una intervención quirúrgica.
El término anatomía deriva de la palabra griega "anatome", que puede traducirse como "cortar en pedazos". El término disección es el equivalente latino de la palabra griega anatome. Al principio, la anatomía humana era sobre todo una ciencia descriptiva que se ocupaba de identificar y nombrar las estructuras corporales, mientras que hoy en día la importancia de la disciplina radica en su enfoque funcional y sus numerosas aplicaciones clínicas. Por tanto, constituye una base sólida para el estudio de la medicina y disciplinas afines.

Este manual reúne toda la información más relevante sobre las células, tejidos, estructuras y órganos que componen el cuerpo humano. Se han tratado de forma concisa y, al mismo tiempo, lo más específica y descriptiva posible, para que el lector pueda captar la información fundamental en unas pocas páginas esenciales. También se ha utilizado un lenguaje médico sencillo, para que el manual pueda ser leído fácilmente incluso por aficionados que no tengan conocimientos de terminología médica más profunda.
Al final de este libro, habrás adquirido toda la información que necesitas para comprender plenamente el funcionamiento de la increíble y fascinante máquina que es el cuerpo humano.

Capítulo 1
Estructura del cuerpo humano

Introducción

El cuerpo humano es tan complejo que puede equipararse a una máquina altamente tecnológica y sofisticada. Por tanto, el conocimiento de su organización es esencial para comprender su funcionamiento.
Antes de empezar a estudiar la organización y estructura del cuerpo humano, conviene conocer la posición taxonómica de los humanos dentro del reino animal, porque compartimos muchas características con otros seres vivos. Como todos los demás animales, respiramos, comemos y digerimos los alimentos, expulsamos del organismo los residuos, nos movemos y nos reproducimos.
Estamos sujetos a las enfermedades, las lesiones, el dolor, el envejecimiento, la mutación y la muerte. Los procesos por los que nuestro cuerpo produce, almacena y utiliza la energía también son similares a los de todos los organismos vivos. Las pautas básicas de desarrollo y crecimiento de muchos animales también pueden observarse en el desarrollo humano.

1.1 Clasificación del ser humano en el reino animal

Los seres humanos son criaturas biológicas que pueden clasificarse en ocho grupos taxonómicos principales.
La clasificación científica de los seres humanos y las características de cada grupo son las siguientes:

Grupo	Características
Reino: Animalia	Células eucariotas sin parientes ni pigmentos fotosintéticos
Phylum: Chordata	Presencia de notocordio y bolsas faríngeas
Subphylum: Vertebrata	Presencia de la columna vertebral
Clase: Mammalia	Presencia de glándulas mamarias y pelo
Orden: Primates	Presencia de cerebro bien desarrollado y manos prensiles
Familia: Hominidae	Cerebro grande y locomoción bípeda
Género: Homo	Cara aplastada, barbilla pronunciada y nariz con los orificios nasales hacia abajo
Especie: Sapiens	Cerebro más grande

1.2 Características de los seres humanos

El ser humano posee ciertas características anatómicas que lo distinguen de los demás animales. Y son las siguientes:

- Un cerebro grande y bien desarrollado
  Por término medio, el cerebro de un ser humano adulto pesa entre 1.350 y 1.400 gramos. Esto da a los seres humanos una relación bastante elevada entre el peso corporal y el peso cerebral. Además, el cerebro humano se encarga de las emociones, el pensamiento, el razonamiento, la memoria y la coordinación y precisión de los movimientos.

- Locomoción bípeda
  Los seres humanos tienen la capacidad de mantenerse de pie y caminar sobre sus dos extremidades inferiores y utilizar las superiores para balancearse siguiendo los movimientos de las piernas.

- Pulgar oponible
  En los humanos, el pulgar es extremadamente versátil. Es oponible a los dedos y, por consiguiente, adecuado para agarrar objetos.

- Lenguaje desarrollado y articulado
  El hombre, en el curso de su evolución, ha desarrollado un lenguaje complejo. Esta cualidad ha permitido una comunicación eficaz entre los seres humanos, fundamental para el desarrollo de la cultura y el lenguaje.

- Visión estereoscópica
  Los ojos de los seres humanos están colocados de tal forma que, al observar un objeto, éste se ve desde dos ángulos. La visión estereoscópica permite percibir la profundidad y una imagen tridimensional.

He aquí los rasgos únicos y característicos del ser humano:

- Postura erguida
- Inteligencia desarrollada con función cognitiva
- Pulgar oponible y gran destreza en el uso de las manos
- Visión binocular
- Barbilla pronunciada
- Gran coordinación de músculos y movimientos
- Lenguaje complejo

1.3 Organización del cuerpo humano

En el cuerpo humano se observan varios niveles de organización estructural. Los cinco niveles principales son:

- Nivel celular
  La célula es la unidad estructural y funcional de la vida. El ser humano es un organismo multicelular compuesto de 60 a 100 billones de células. Es a nivel celular donde tienen lugar el metabolismo, el crecimiento, la reparación, etc. El cuerpo humano contiene muchos tipos distintos de células, cada una de las cuales está especializada en desempeñar funciones específicas.

Ejemplos de células especializadas son las células óseas, musculares, adiposas, sanguíneas o nerviosas. Cada uno de estos tipos de células tiene una estructura única relacionada con su función.

- Nivel de tejido

  El tejido representa un grupo de células con estructura y función similares e incluye la sustancia extracelular que hay entre ellas.

  Ejemplos de tejido son el tejido epitelial, el tejido conjuntivo, el tejido muscular y el tejido nervioso.

- Nivel orgánico

  Un órgano está compuesto por dos o más tipos de tejido que se integran para realizar una función determinada.

  Algunos ejemplos de órganos son: corazón, estómago, bazo, ojos, piel, etc.

- Nivel del sistema

  El sistema corporal está formado por varios órganos que tienen funciones similares o relacionadas. En el ser humano hay 11 sistemas principales que son: integumentario, esquelético, muscular, nervioso, endocrino, cardiovascular, linfático, respiratorio, digestivo, urinario y reproductor.

- Nivel de organismo

Por organismo entendemos el conjunto del que se compone un ser vivo, ya esté formado por una célula, como las bacterias, o por billones de células, como los seres humanos. El organismo humano es un complejo de sistemas y órganos que dependen unos de otros, están interconectados y funcionan juntos.

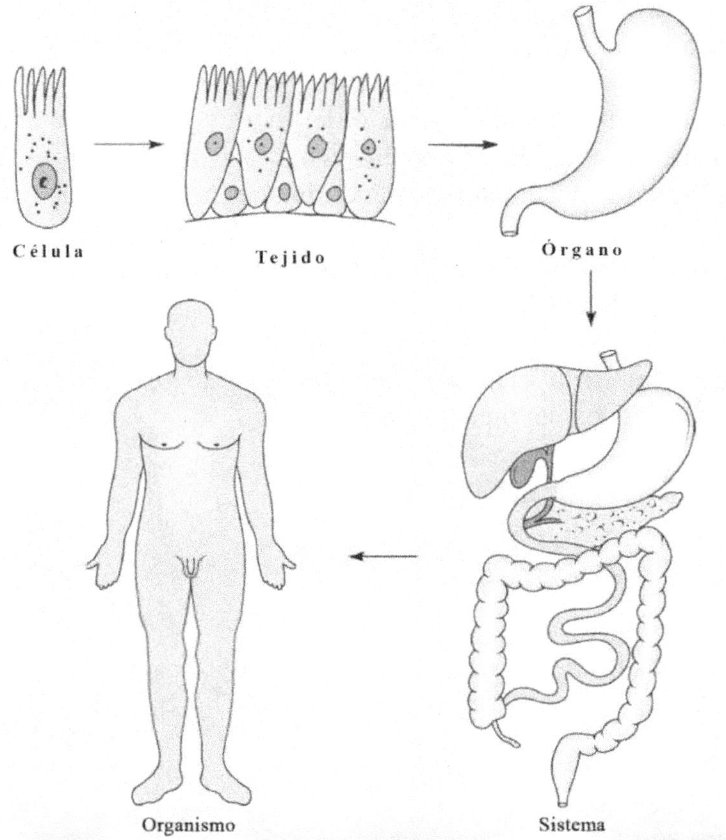

1.3.1 Regiones del cuerpo humano

El cuerpo humano se divide en distintas regiones, de las cuales las principales son: cabeza, cuello, tronco (a menudo dividido en tórax y abdomen), extremidad superior y extremidad inferior:

- Cabeza: se subdivide a su vez en la región facial, que incluye los ojos, la nariz y la boca, y la región craneal, que encierra el cerebro.

- Cuello: representa la región que se extiende entre la cabeza y el tronco y se caracteriza por una forma cilíndrica. El cuello es esencial para sostener y mover correctamente la cabeza.

- Tórax: indica la parte superior del tronco y se identifica comúnmente como pecho. La región torácica anterior incluye las mamas.

- Abdomen: esta región está situada debajo del tórax y en su parte anterior incluye el ombligo. La parte inferior del abdomen forma la pelvis, mientras que la zona del tronco situada entre los dos muslos se denomina perineo.

- Extremidad superior: incluye la región del hombro, el brazo, el codo, el antebrazo, la muñeca, las manos y los dedos.

- Extremidad inferior: incluye la región glútea, el muslo, la rodilla, las piernas, el tobillo, el pie y los dedos del pie.

1.3.2 Cavidades

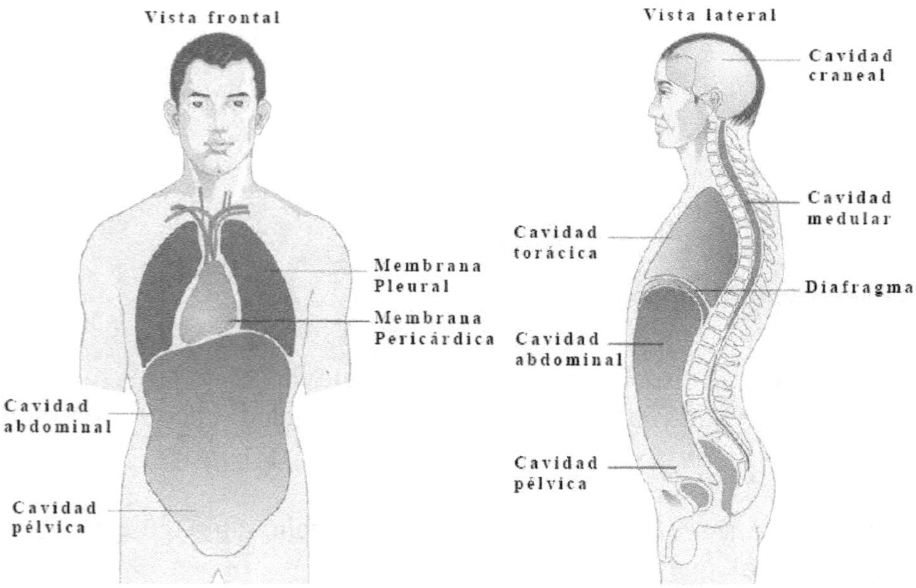

Con fines funcionales y protectores, las vísceras se encuentran dentro de las cavidades corporales. Las cavidades corporales contienen órganos y sistemas que tienen funciones interrelacionadas. Las principales cavidades del ser humano son las siguientes:

- Cavidad abdominal

  Representa la mayor cavidad del cuerpo humano y se divide en una gran porción superior que indica la cavidad abdominal propiamente dicha y una pequeña porción inferior llamada cavidad pélvica.

  - *Cavidad abdominal propiamente dicha*

    Se caracteriza por una forma ovalada y está situada en la parte principal del tronco. En la parte superior está delimitada por el diafragma, que separa la cavidad abdominal de la torácica, y en la parte anterior por los músculos que forman la pared abdominal.

    Posteriormente está delimitada por las vértebras lumbares y los músculos posteriores de la pared abdominal, lateralmente por las costillas inferiores y parte de los músculos de la pared abdominal. En la parte inferior se desarrolla la cavidad pélvica. Inferiormente es continua con la cavidad pélvica.

    La cavidad abdominal contiene los órganos y glándulas que intervienen en la digestión y absorción de los alimentos, a saber: estómago, intestino delgado, la mayor parte del intestino grueso, hígado, vesícula biliar, conductos biliares y páncreas, riñones, bazo y glándulas suprarrenales.

  - *Cavidad pélvica*

    Se caracteriza por su forma de embudo y se extiende desde el extremo inferior de la cavidad abdominal. Anteriormente está delimitado por los huesos púbicos, mientras que posteriormente está contenida por el sacro y el cóccix. Lateralmente está limitada a ambos lados por la cadera, inferiormente por los músculos del suelo pélvico y superiormente se extiende hasta la cavidad abdominal.

    La cavidad pélvica contiene diversos órganos, como la porción terminal del intestino grueso, el colon sigmoide, el recto, el ano, algunas asas del intestino delgado, la vejiga urinaria, el útero, las trompas uterinas, los ovarios, la próstata y las vesículas.

- Cavidad torácica

  La cavidad torácica se encuentra en la parte superior del tronco. En su parte anterior está delimitada por el esternón y el cartílago costal de las costillas, mientras que lateralmente está encerrada en 12 pares de costillas y músculos intercostales. En su parte posterior, la cavidad torácica está delimitada por las vértebras torácicas y los discos intervertebrales entre los cuerpos vertebrales.

La cavidad torácica contiene órganos fundamentales como la tráquea, los bronquios, los pulmones, el corazón, la aorta, la vena cava superior e inferior, el conducto torácico y el esófago.

- Cavidad craneal
  Esta cavidad se encuentra dentro del cráneo y, por tanto, está delimitada por los huesos del cráneo, como el hueso frontal, el occipital, el temporal, los parietales, el esfenoides y el etmoides. La cavidad craneal contiene el cerebro.

- Canal vertebral
  La cavidad vertebral está situada dentro de la columna vertebral y contiene la médula espinal.

- Cavidades menores
  En el interior del cuerpo también hay muchas cavidades pequeñas. Entre ellas cabe destacar:
    - Cavidad oral: contiene los dientes y la lengua,
    - Fosas nasales: esenciales para la respiración y el sentido del olfato,
    - Cavidades orbitarias: contienen los globos oculares y sus músculos, nervios y vasos asociados,
    - Cavidades auditivas: alojan los huesecillos del oído.

1.3.3 Membranas

Las membranas representan capas de células epiteliales que sostienen capas de tejido conjuntivo. Las membranas recubren las estructuras internas y las cavidades. Se dividen en tres categorías:

- Membranas mucosas: estas membranas segregan una sustancia viscosa y densa, el moco, cuya función es lubricar o proteger los órganos asociados.
  Son membranas que suelen recubrir las cavidades y conductos que entran o salen del cuerpo. Algunos ejemplos son las cavidades oral, nasal, reproductora, urinaria y del aparato digestivo.

- Membranas serosas: Las membranas de este grupo segregan un líquido acuoso bastante fino con capacidades lubricantes. Las membranas serosas recubren los órganos del interior de las cavidades abdominal y torácica.
  En ellas se observan dos capas: la capa visceral, que se adhiere a la superficie externa del órgano, y la capa parietal, que recubre la pared de la cavidad corporal. El espacio entre las vísceras y la capa parietal forma una cavidad serosa; ejemplos de ello son la cavidad pleural, la cavidad pericárdica y la cavidad peritoneal. Esta última representa la mayor cavidad serosa del cuerpo.
  La cavidad pericárdica cubre el corazón, la cavidad pleural el pulmón y la cavidad peritoneal rodea las vísceras abdominales y pélvicas.
  Generalmente, el espacio entre las vísceras y las membranas serosas parietales (cavidad serosa) está lleno de una fina película lubricante de líquido seroso producido por las propias membranas. Cuando los órganos rozan contra las paredes del cuerpo o contra otro órgano, el líquido seroso y las membranas reducen la fricción.
  Las membranas serosas más importantes son:
    - *Membrana pleural:* recubre los pulmones,
    - *Membrana pericárdica*: recubre el corazón,
    - *Membrana peritoneal:* recubre las vísceras abdominales pélvicas.

- Membranas sinoviales: estas membranas segregan un líquido sinovial claro, pegajoso y aceitoso que actúa como lubricante. Revisten diversas cavidades articulares y rodean los tendones.

Enfoque clínico

Inflamación de las membranas serosas: a veces las membranas serosas pueden inflamarse como consecuencia de una infección. La inflamación del pericardio se denomina pericarditis, la de la pleura pleuritis y la del peritoneo peritonitis.
Cuando se inflaman, las membranas serosas producen más suero, que llena las cavidades serosas hasta provocar cuadros clínicos como el derrame pericárdico (acumulación de líquido en la cavidad pericárdica), el derrame pleural (acumulación de líquido en la cavidad pleural) y la ascitis (acumulación de líquido en la cavidad peritoneal).

1.3.4 Líquidos

Más del 60% del peso corporal de los seres humanos está constituido por los líquidos corporales. En este sentido, los fluidos corporales pueden ser de dos tipos:

- Líquido extracelular: representa aproximadamente el 20% del peso corporal. El líquido extracelular incluye: la sangre, el plasma, la linfa, el líquido cefalorraquídeo y los líquidos de los espacios intersticiales del cuerpo.
  El líquido intersticial, es decir, el líquido intercelular (también conocido como líquido tisular), es capaz de hidratar todas las células del cuerpo, excepto las capas externas de la piel. Es el medio a través del cual se transmiten sustancias de la sangre a las células del cuerpo y de las células a la sangre. El bienestar de cada célula del cuerpo depende de la composición del líquido intercelular, por lo que el organismo trabaja para mantenerlo en niveles constantes dentro del cuerpo. Este proceso se denomina homeostasis.

- Líquido intracelular: representa aproximadamente el 40% del peso corporal. La composición del líquido intracelular está controlada en la mayoría de los casos por las propias células, ya que existen mecanismos selectivos de captación y descarga en la membrana celular.

1.4 Introducción a la estructura corporal

Mediante la disección del cuerpo humano, continuando desde el exterior hacia el interior, se pueden observar las siguientes estructuras:

- Piel: representa el revestimiento más externo del cuerpo humano,
- Fascia superficial: consiste en tejido conjuntivo laxo relleno de diferentes cantidades de grasa según la región del cuerpo en la que se encuentre,
- Fascia profunda: es una membrana fibrosa fina, dura e inelástica, situada a mayor profundidad que la fascia superficial, pero más superficial que los músculos.
- Músculos (músculos esqueléticos): están situados a mayor profundidad que la fascia profunda y se desarrollan como masas carnosas rojas de distintos tamaños y formas.
- Vasos sanguíneos y nervios: están presentes entre los músculos e incrustados en el tejido conjuntivo laxo.
- Huesos y articulaciones: los huesos son estructuras fuertes de distintos tamaños y formas y están situados a mayor profundidad que los músculos. Las uniones entre los huesos se llaman articulaciones. Los huesos, junto con las articulaciones, forman la estructura esquelética del cuerpo.

1.5 Introducción al estudio de las enfermedades

Para comprender la base anatómica de las enfermedades específicas que se describen en los capítulos siguientes, es necesario adoptar un enfoque sistemático. Esto se ilustra a continuación:

- Etiología: causa de la enfermedad.
- Patogénesis: naturaleza del proceso patológico y su efecto en el funcionamiento regular del organismo.
- Complicaciones: otras consecuencias que pueden surgir si la enfermedad progresa.
- Pronóstico: resultado probable.

1.5.1 Etiología

La enfermedad puede estar causada por uno o varios factores. Los más frecuentes son:

- anomalías genéticas heredadas o adquiridas,
- Infecciones causadas por microbios o parásitos, como gusanos, bacterias o virus,
- Productos químicos,
- Radiación,
- Traumatismo físico,
- Degeneración, es decir, envejecimiento o uso excesivo.

En los casos en que no puede identificarse una causa específica de la enfermedad, se denomina idiopática.

1.5.2 Patogénesis

Los principales procesos que causan la enfermedad son los siguientes:

- Inflamación, es decir, la respuesta del tejido al daño sufrido como consecuencia de un traumatismo o de una invasión bacteriana.
- Tumores que surgen cuando el ritmo de producción celular supera el ritmo de destrucción regular, lo que conduce al desarrollo de masas anormales.
- Mecanismos inmunitarios anormales, a veces los mecanismos inmunitarios y protectores normales del organismo pueden causar efectos no deseados.

- Trombosis, embolia y infarto de miocardio representan los efectos y consecuencias de cambios anormales en la sangre o en las paredes de los vasos sanguíneos.
- Degeneración que reduce la funcionalidad.
- Anomalías metabólicas que pueden causar efectos negativos en el organismo.

1.5.3 Terminología asociada a los estados de enfermedad

- *Aguda:* enfermedad de aparición repentina.
- *Crónico:* trastorno prolongado en el tiempo.
- *Congénito:* trastorno presente desde el momento del nacimiento.
- *Adquirido:* trastorno que se desarrolla en cualquier momento después del nacimiento.
- *Síntoma:* anomalía o trastorno identificado y descrito por el paciente.
- *Señal:* anomalía o alteración detectada por el médico.
- *Síndrome:* conjunto de signos y síntomas que constituyen una enfermedad.

1.5.4 Complicaciones

Las complicaciones incluyen:

- Propagación de la enfermedad a los tejidos y estructuras circundantes.
- Septicemia, proceso de infección en el que las bacterias llegan al torrente sanguíneo.
- Metástasis, desplazamiento de las células cancerosas a otra región del cuerpo.

Información clave

Nombre científico del hombre moderno	Homo sapiens
Características más importantes del hombre	- Cerebro muy desarrollado - Pulgar oponible - Lenguaje evolucionado
Células presentes en el hombre	60-100 billones
El nivel organizativo más pequeño del cuerpo humano	Nivel celular
El mayor nivel organizativo del cuerpo humano	Nivel sistémico
Nivel organizativo encargado de las funciones vitales	Nivel celular
Capacidad craneal en un varón adulto	1.200 - 1.600 centímetros cúbicos
La membrana serosa más grande del cuerpo humano	Peritoneo
Cavidad serosa más grande del cuerpo humano	Cavidad peritoneal
La cavidad más grande del cuerpo humano	Cavidad abdominal
La cavidad más larga del cuerpo humano	Canal vertebral
La región más grande del cuerpo humano	Abdominal

Capítulo 2

Células y tejidos del cuerpo humano

Introducción

Las células son las unidades estructurales y funcionales básicas del organismo. El cuerpo humano se desarrolla a partir de una única célula llamada cigoto, que resulta de la fusión del óvulo (célula germinal femenina) y el espermatozoide (célula germinal masculina).
El cigoto sufre una división mitótica (segmentación) y, tras numerosas divisiones celulares, forma una masa embrionaria compuesta por 16 o más células llamadas blastómeros. Esta fase se denomina mórula.
El líquido secretado por el endometrio uterino penetra en los espacios intercelulares de la mórula, formando una cavidad llena de líquido denominada blastocele. La aparición de un blastocele separa las células en grupos distintos:

- *Trofoblasto:* capa única de células que forman la pared externa;
- *Embrioblasto:* masa interna de células.

Mediante la formación de estos dos grupos de células, la mórula se convierte en un blastocisto. Tras un desarrollo posterior, el trofoblasto forma la placenta (componente fetal), mientras que la masa celular interna forma el embrión. A continuación, la masa celular interna se diferencia en tres capas de células, ordenadas de la más superficial a la más profunda:

- *Ectodermo*
- *Mesodermo*
- *Endodermo*

Estas capas se denominan capas germinales primarias porque de ellas derivan todas las células y tejidos del cuerpo.

2.1 Célula

Es asombroso cómo una sola célula, el óvulo fecundado (cigoto), es capaz de dar lugar a los cientos de tipos de células diferentes que componen los 60-100 billones de células que forman el cuerpo humano adulto.
Las células del cuerpo se dividen básicamente en dos tipos: células somáticas y células germinales. Las células somáticas son esenciales para el crecimiento, desarrollo, regeneración y mantenimiento de diversos tejidos corporales, mientras que las células germinales son esenciales para la producción de gametos.
Las células somáticas contienen 46 cromosomas dispuestos en 23 pares. Las células que contienen dos conjuntos de cromosomas se denominan diploides. Un conjunto de cromosomas lo aporta la madre y el otro el padre. Veintidós pares son similares, es decir, son homólogos. El vigésimo tercer par está formado por los cromosomas sexuales. En la hembra son ambos cromosomas X, mientras que en el macho el par está formado por un cromosoma X y un cromosoma Y.
Las células germinales son esenciales para la producción de gametos (óvulo y espermatozoide). Los gametos contienen 23 cromosomas, es decir, un solo conjunto de cromosomas. Las células que contienen un solo conjunto de cromosomas, como los gametos, se denominan haploides.
La división celular, el crecimiento, la diferenciación, la maduración y la muerte celular (apoptosis) son los procesos fundamentales que caracterizan a un ser vivo. Por tanto, es esencial considerar la anatomía celular al microscopio:

- La membrana celular separa el interior de la célula del medio extracelular;
- El núcleo contiene el material genético de una célula;
- El citoplasma, el líquido acuoso entre el núcleo y la membrana celular, contiene una serie de estructuras diminutas llamadas orgánulos y almacena hidratos de carbono, lípidos y pigmentos. La mayor parte de las actividades metabólicas de una célula tienen lugar dentro de los orgánulos citoplasmáticos.

2.1.1 Estructura celular

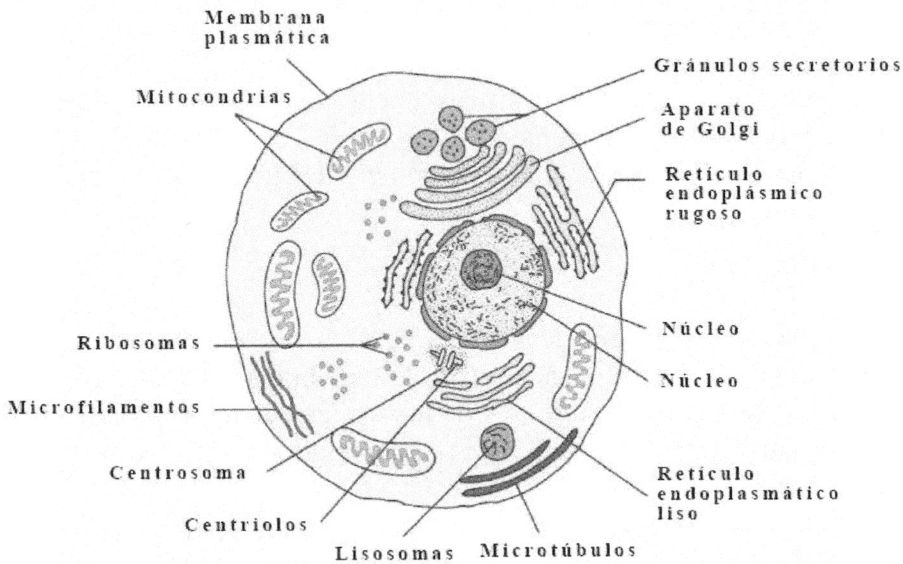

Una célula está formada por una membrana plasmática que encierra el núcleo y un líquido acuoso llamado citoplasma.

2.1.1 Membrana plasmática

La membrana plasmática está compuesta por dos capas de fosfolípidos (sustancias grasas) en las que se incrustan varias moléculas de proteínas; esta conformación se denomina modelo de mosaico fluido.
Algunas proteínas atraviesan todo el espesor de la membrana, por lo que se denominan proteínas transmembrana y contienen canales de difusión, mientras que otras sólo penetran parcialmente a través de la membrana y se denominan proteínas de membrana.
Las moléculas de fosfolípidos tienen un extremo cargado eléctricamente e hidrófilo (es decir, que ama el agua) y un extremo no cargado eléctricamente e hidrófobo (es decir, que odia el agua). Las dos capas de fosfolípidos están dispuestas con los extremos hidrófilos

alineados en la superficie exterior de la membrana y los extremos hidrófobos orientados hacia el centro de la membrana.
La superficie externa de la membrana celular está cubierta por una capa de glicoproteína denominada glicocálix o revestimiento celular. Los antígenos tisulares, incluidos los principales antígenos de histocompatibilidad, se encuentran en el revestimiento celular.
Las proteínas de membrana desempeñan varias funciones:

- Proporcionan a la célula su identidad inmunológica,
- Actúan como receptores específicos de hormonas y otros mensajeros químicos,
- Algunas actúan como enzimas,
- Algunas participan en funciones de transporte a través de la membrana.

2.1.1.2 Núcleo

El núcleo suele ser bastante grande y se caracteriza por una forma tendencialmente esferoide rodeada por una membrana similar a la membrana plasmática. Esta membrana está provista de poros diminutos a través de los cuales pueden atravesar el núcleo y el citoplasma determinadas sustancias. El material del interior del núcleo suele denominarse nucleoplasma.
El núcleo contiene el material genético del organismo que dirige todas las actividades de la célula. El material genético está formado por ácido desoxirribonucleico (ADN) y unas proteínas llamadas histonas. El ADN y las histonas forman juntos una fina red filamentosa llamada cromatina, cuya forma se asemeja a pequeños hilos de perlas.
Durante la división celular, la cromatina se replica y se va enrollando cada vez más, formando así los cromosomas. Las subunidades funcionales de los cromosomas se denominan genes. Cada célula contiene el complemento total de genes (genoma) necesario para sintetizar todas las proteínas del cuerpo, aunque la mayoría de las células sólo sintetizan proteínas esenciales para sus funciones especializadas. Por tanto, está claro que cada célula sólo utiliza una parte del genoma o código genético.
En el núcleo, cerca de la membrana nuclear, hay un cuerpo esférico altamente refringente llamado nucléolo. Es una masa comprimida compuesta por una mezcla de gránulos de ARN y proteínas. El ARN se libera del nucléolo a través de los poros nucleares y se extiende por el citoplasma.
Las únicas células que no tienen núcleo son las células rojas madura.

2.1.1.3 Orgánulos citoplasmáticos

Entre los huérfanos citoplasmáticos están las mitocondrias, los ribosomas, el retículo endoplasmático, el aparato de Golgi, los lisosomas, los centriolos, los microfilamentos y los microtúbulos.

- Mitocondrias
  Las mitocondrias son orgánulos cuya forma recuerda a la de una salchicha y a menudo se describen como la central eléctrica de la célula. Participan en la respiración aeróbica, el proceso mediante el cual la célula obtiene energía química en forma de trifosfato de adenosina (ATP) a través de una serie de reacciones químicas. El ATP se descompone en energía libre cuando la célula lo necesita.
  La distribución de las mitocondrias puede variar en las células. Éstas tienden a acumularse en las partes del citoplasma donde la actividad metabólica es más intensa, razón por la cual las células metabólicamente activas, como las musculares y las hepáticas, tienen grandes cantidades de mitocondrias.

- Ribosomas
  Son gránulos diminutos, densos en electrones, con una densidad que impide que penetren los electrones y los convierte en cuerpos oscuros al observarlos. Los ribosomas están compuestos de ácido ribonucleico (ARN) y proteínas. Se encuentran en el interior del núcleo, en el nucléolo y en la superficie externa del retículo endoplásmico rugoso. Los ribosomas sintetizan proteínas a partir de aminoácidos.

- Retículo endoplásmico
  Representa una serie de interconexiones y canales membranosos. El retículo endoplásmico se divide en dos tipos: liso o rugoso. El retículo endoplásmico liso (REL) carece de gránulos ribosómicos y sintetiza lípidos, glucógeno y esteroides hormonales. El retículo endoplásmico rugoso (RER) es extremadamente rico en ribosomas y es el lugar de la síntesis proteica, donde se exportan enzimas y hormonas desde la célula madre para que las utilicen otras células del organismo.

- Aparato de Golgi
  Es un orgánulo supranuclear compuesto por una serie de sacos membranosos aplanados y plegados. Indica el lugar donde se procesan las proteínas

sintetizadas por el retículo endoplásmico rugoso. Las proteínas pasan del retículo endoplásmico rugoso al aparato de Golgi, donde primero se procesan y luego se incorporan a pequeñas vesículas unidas a membrana llamadas gránulos secretores. Estas vesículas se almacenan y, cuando es necesario, se trasladan a la membrana plasmática a través de la cual se exportan las proteínas.

- Lisosomas

  Los lisosomas son vesículas unidas a la membrana que contienen una gran variedad de enzimas hidrolíticas cuya función principal es la digestión intracitoplasmática.

  Intervienen en la digestión de residuos y material nocivo en la célula tras su absorción del medio externo. Los lisosomas están presentes en casi todas las células del organismo, pero son especialmente abundantes en las células que presentan actividad fagocítica, es decir, los macrófagos y los leucocitos neutrófilos.

- Centriolos

  Toda célula capaz de dividirse contiene dos centriolos situados cerca de la membrana nuclear. La región densa del citoplasma en la que están presentes los centriolos se denomina centrosoma.

  Cada centríolo tiene dos cuerpos cilíndricos colocados en ángulo recto entre sí. Cada cilindro está formado por 27 microtúbulos dispuestos en nueve haces. Cada haz consta de tres microtúbulos llamados tripletes. Durante la división celular, dos centriolos se dividen para formar dos nuevos centriolos y los centriolos progenitores migran a lados opuestos de la célula.

  El centriolo sintetiza microtúbulos para formar el huso durante la división celular.

- Microfilamentos

  Son diminutos filamentos proteicos que proporcionan soporte estructural a la célula y mantienen su forma característica. Intervienen en muchas funciones de la célula; un ejemplo de ello es la actividad contráctil de las células musculares, que es el resultado de la interacción entre dos tipos de microfilamentos: la miosina y la actina.

- Microtúbulos

  Los microtúbulos son diminutas estructuras tubulares formadas por proteínas.

Tienen diversas funciones, como el transporte intracelular de otros orgánulos de la célula y el movimiento de células y cilios.

Enfoque clínico
Herencia citoplasmática: todas las mitocondrias presentes en un óvulo fecundado (cigoto) pertenecen a la madre, ya que el espermatozoide que entra en el óvulo durante la fecundación no contiene ninguna mitocondria. Por tanto, todo el ADN mitocondrial del feto pertenece a la madre, lo que explica una forma única de herencia que se transmite exclusivamente de madre a hijo.
Este tipo de herencia se conoce como herencia citoplasmática. Se cree que una causa rara de ceguera, la neuropatía óptica hereditaria de Leber, se hereda de esta forma.

Farmacorresistencia: una persona que consume repetidamente fármacos adictivos tiende a desarrollar tolerancia ante el fármaco consumido. Esta respuesta se traduce en un aumento de la cantidad necesaria para que los fármacos hagan efectorespuesta se traduce en un aumento de la cantidad necesaria para que las drogas hagan efecto.
El uso repetido de fármacos provoca la proliferación del retículo endoplásmico liso, que se activa para iniciar la desintoxicación del fármaco y proteger a la célula. Al aumentar la cantidad de retículo endoplásmico, las células son capaces de manejar mayores cantidades de fármacos.

2.1.2 División celular

Hay dos tipos de división celular: la mitosis y la miosis.

2.1.2.1 Mitosis

Es un método de división celular en el que la célula madre diploide da lugar a dos células hijas diploides idénticas en cuanto a material genético y citoplasma. La mitosis es el método más común de división celular y se produce en casi todas las células somáticas y células germinales inmaduras. Se produce en dos etapas: la replicación del ADN y la división celular.
Dado que la vida útil de la mayoría de las células del cuerpo es limitada, es esencial que sean sustituidas por células idénticas producidas como resultado de la división celular o mitosis. La mayoría de los tejidos sufren una sustitución constante debido a la continua división y muerte celular. Las excepciones son el tejido nervioso y el músculo cardiaco, que no se multiplican tras el nacimiento y, en consecuencia, no pueden regenerarse.

El ritmo de renovación celular varía mucho de un tejido a otro. Es rápido en el epitelio del tubo digestivo y la epidermis de la piel, mientras que es lento en el páncreas y la glándula tiroides.
Durante la mitosis, se replican 23 pares de cromosomas. En el proceso, dos conjuntos idénticos de cromosomas se desplazan a polos opuestos de la célula madre, que posteriormente se divide: cada célula hija recibe un conjunto de 23 pares de cromosomas.

Ciclo celular
El ciclo celular se define como el periodo de tiempo que tarda una célula en dividirse en dos células hijas. Consta de cuatro fases de distinta duración:

- *Fase G1, 12 horas:* representa el periodo crucial del ciclo celular durante el cual la célula decide iniciar la división celular. Corresponde al periodo de síntesis de los distintos metabolitos necesarios para la división celular.
- *Fase S (fase sintética), 6 horas:* es el periodo de síntesis del ADN.
- *Fase G2, 4 horas:* indica el periodo durante el cual se comprueba la fidelidad de la replicación del ADN y se corrige cualquier error.
- *Fase M, 2 horas:* es el periodo de división celular real.

La transición entre las fases G2 y M está regulada por el factor promotor de la mitosis. Además, existen mecanismos reguladores para la división controlada de las células según sea necesario.

2.1.2.2 Meiosis

La meiosis representa un tipo especial de división celular que sólo se produce en las células germinales durante la producción de gametos.
Consta de dos divisiones celulares (meiosis I y meiosis II). En la división meiótica, la célula germinal diploide da lugar a cuatro gametos haploides. Durante la meiosis, los pares de cromosomas se separan y uno de cada par se desplaza a los polos opuestos de la célula madre. En el momento de la división, cada una de las células hijas sólo tiene 23 cromosomas. Esto significa que cuando el óvulo se fecunda con el espermatozoide, el cigoto resultante tendrá 46 cromosomas. Por tanto, el niño tendrá algunas características heredadas de la madre y otras del padre.

Mitosis	Meiosis
Se produce en las células somáticas	Se produce en las células germinales
Se completa en una secuencia	Se completa en dos secuencias
Forma dos células hijas que contienen el mismo número de cromosomas que la célula madre	Forma cuatro células hijas que contienen la mitad de los cromosomas de la célula madre
Las células hijas son idénticas a la célula madre	Las células hijas no son idénticas a la célula madre
No hay intercambio de ADN materno y paterno	En pequeñas cantidades, se produce un intercambio de ADN materno y paterno

2.2 Tejidos

Los tejidos están formados por grupos de células que realizan una función similar. El término tejido incluye la formación de células y la sustancia intercelular presente.
En el cuerpo humano se observan cuatro tipos principales de tejidos:

- Tejido epitelial
- Tejido conjuntivo
- Tejido muscular
- Tejido nervioso

En este capítulo profundizaremos en los tejidos epitelial y conjuntivo; el resto se tratará en detalle en capítulos posteriores.

2.2.1 Tejido epitelial

El tejido epitelial, también llamado epitelio, puede definirse como una lámina de células. La parte más profunda de esta superficie descansa sobre la membrana basal.
Las células del epitelio forman una capa continua en la que las células están estrechamente conectadas y hay poca o ninguna matriz intercelular entre ellas.
El epitelio recubre la superficie corporal, reviste las cavidades corporales (por ejemplo, la cavidad peritoneal), reviste los conductos (por ejemplo, el tubo digestivo, el aparato

respiratorio, el aparato genitourinario y los vasos sanguíneos) y forma glándulas (por ejemplo, exocrinas y endocrinas).
El epitelio tiene una gran capacidad de regeneración que puede variar desde unos pocos días, como en el caso del revestimiento epitelial y del intestino delgado, hasta un mes en la epidermis de la piel.

2.2.2 Clasificación del tejido epitelial

El epitelio se divide principalmente en dos grupos: epitelio simple y epitelio estratificado. Cuando la lámina de tejido está formada por una sola capa de células, se denomina epitelio simple. Cuando hay más de una capa celular, se denomina epitelio estratificado.

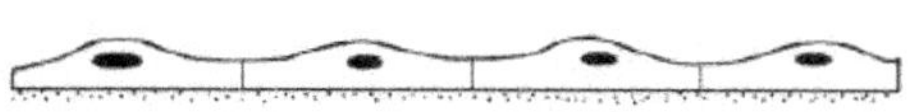
Epitelio escamoso simple

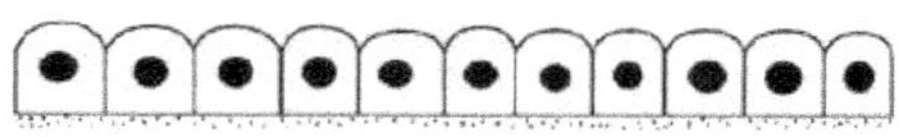
Epitelio cúbico simple

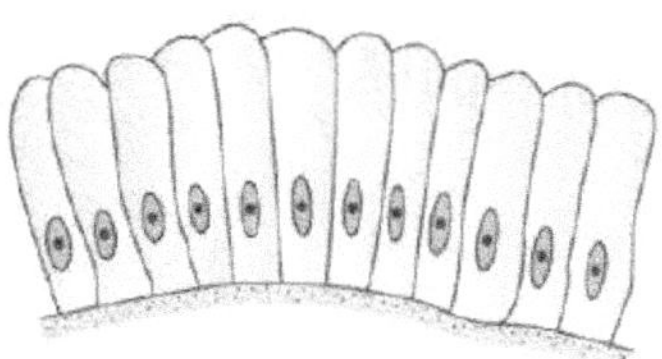
Epitelio columnar simple

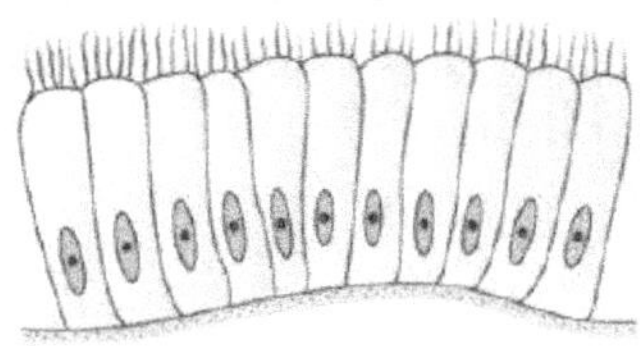
Epitelio columnar ciliado simple

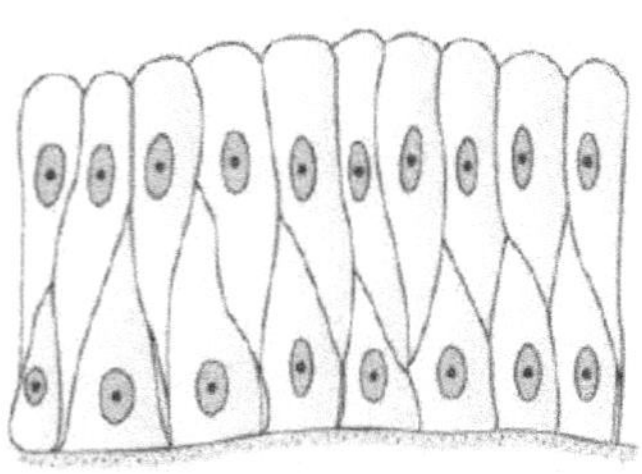
Epitelio columnar pseudoestratificado no ciliado

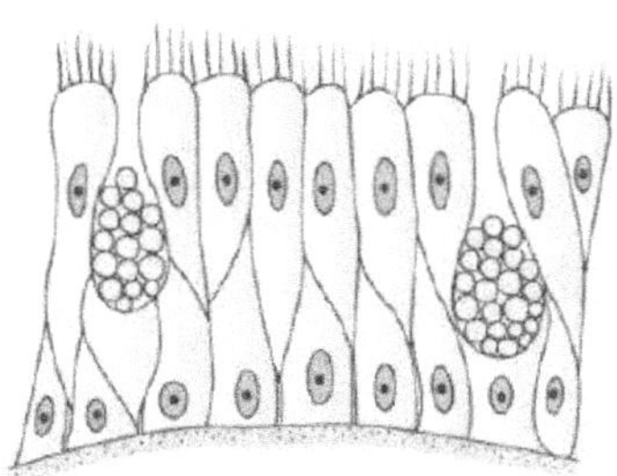
Epitelio columnar pseudoestratificado ciliado

2.2.2.1 Epitelio simple

El epitelio simple puede clasificarse en tres grupos diferentes según la forma de las células que lo componen.

- Epitelio escamoso simple
  Este epitelio está formado por células de forma plana unidas entre sí en forma de mosaico; algunos ejemplos son el endotelio del corazón y de los vasos sanguíneos, el mesotelio de la membrana serosa y el epitelio de revestimiento de los alvéolos pulmonares.

- Epitelio cúbico simple
  Este tipo de tejido epitelial está formado por células de forma cúbica e incluye el revestimiento de los folículos tiroideos y el epitelio del ovario.

- Epitelio columnar simple
  está formado por células cuyo contorno se asemeja a columnas altas. Esta categoría incluye las células que recubren el epitelio del tubo digestivo y sus glándulas, la vesícula biliar y el conducto biliar.

En los casos en que el epitelio columnar simple se caracteriza por la presencia de cilios a lo largo de su superficie libre, hablamos de epitelio columnar ciliado, que puede observarse en el epitelio de revestimiento central del canal medular y de las vesículas cerebrales.
Hay casos en los que el epitelio columnar simple está formado por dos tipos de células columnares, altas y delgadas y cortas y gruesas, en las que las células altas alcanzan la superficie mientras que las cortas no pueden hacerlo. En tal circunstancia, los núcleos están situados a distintos niveles, lo que da al tejido un aspecto estratificado. Como las células son casi siempre ciliadas, este tipo de epitelio se denomina epitelio columnar ciliado pseudoestratificado. Un ejemplo de ello es el epitelio de revestimiento del tracto respiratorio superior.
El epitelio columnar ciliado pseudoestratificado siempre está asociado a células calciformes secretoras de moco.

2.2.2 Epitelio estratificado

El epitelio estratificado puede clasificarse en tres grupos según la forma de las células de la capa superficial.

- Epitelio pavimentoso estratificado
  En este tipo de epitelio, la capa superficial está formada por células escamosas. Cuando la capa superficial está húmeda, las células superficiales no están queratinizadas y el tejido se denomina epitelio pavimentoso estratificado no queratinizado. Algunos ejemplos son el epitelio que recubre la cavidad oral, la parte inferior del canal anal y la vagina.
  Si la capa superficial no está húmeda y, por tanto, está expuesta al aire, las células superficiales sufren una queratinización en la que las células mueren y el citoplasma es sustituido por queratina. Este tipo de tejido se denomina epitelio pavimentoso estratificado queratinizado. Un ejemplo de ello es la epidermis de la piel.

- Epitelio cúbico estratificado
  En el epitelio cúbico estratificado, la capa superficial está formada por células caracterizadas por una forma cúbica. Puede observarse en el conducto de las glándulas sudoríparas o en los túbulos seminíferos.

- Epitelio columnar estratificado
  En esta categoría de epitelio, la capa superficial está formada por células en forma de columna. Ejemplos de ello son los grandes conductos de las glándulas.

Epitelio de transición

El epitelio de transición representa una variedad especial del epitelio estratificado y es característico de las vías urinarias, es decir, uréter, vejiga urinaria, uretra, etc.

En cierto sentido, puede describirse como similar al epitelio estratificado no queratinizado, pero a diferencia de las células superficiales planas características del epitelio estratificado, las células superficiales del epitelio de transición son grandes, de forma redondeada y tienen abundante citoplasma y núcleos prominentes. Además, las células superficiales están conectadas por uniones estrechas.

El epitelio de transición presenta dos tipos de transiciones:

- Transición en la superficie celular
  Esta transición se produce cuando el órgano está relajado. En estos casos, las células tienen forma de paraguas, pero cuando el órgano está relajado, adoptan una forma plana.

- Transición en el número de capas celulares

Esta transición se produce en los casos en que el órgano relajado está compuesto por 5 o 6 capas de células, mientras que durante la elongación o la relajación las capas se reducen a 2 o 3.

En general, el epitelio de transición se describe como un tejido formado por tres capas: una capa superficial formada por grandes células poliédricas (células paraguas), una capa intermedia en la que las células tienen forma de pera y, por último, una capa más profunda caracterizada por células más pequeñas (columnas bajas o cúbicas). Las células de todas las capas están conectadas a la membrana basal mediante uniones celulares.
La superficie luminal del epitelio transicional está cubierta por una gruesa lámina osmiófila, que realiza la tarea de impermeabilidad de la orina.

2.2.3 Especialización en la superficie apical de las células epiteliales

2.2.3.1 Microvellosidades

Son pequeñas proyecciones con una forma semejante a las de los dedos (1-2μm de longitud). Contienen un núcleo de filamentos de actina, que están anclados a la red terminal en el citoplasma apical. Están cubiertas por una capa de glicoproteína (glicocálix). Las microvellosidades aumentan la superficie de la membrana celular para mejorar la absorción y se observan en el tejido que recubre el epitelio de la vesícula biliar y el intestino delgado.

Estereocilio
Los estereocilios son microvellosidades largas (aprox. 5-10 μm de longitud) que carecen de núcleos de filamentos de actina y no son móviles. Algunos ejemplos son el revestimiento epitelial del epidídimo, donde mejoran la absorción, o los receptores cocleares y vestibulares, donde actúan como transductores sensoriales.

Cilios
Son proyecciones citoplasmáticas filamentosas móviles procedentes del interior de la célula. Cada cilio contiene un núcleo de microtúbulos (tubulina alfa y beta) denominado axonema. El axonema está formado por glóbulos de microtúbulos que rodean a dos microtúbulos centrales (disposición 9 + 2).
Las células ciliadas están intercaladas con células calciformes secretoras de moco. En la superficie libre de las células ciliadas siempre hay una película mucosa, como en el revestimiento epitelial de las vías respiratorias, donde el moco se desplaza hacia la faringe.

También pueden observarse en el revestimiento lineal de las trompas de Falopio, donde actúan para desplazar los óvulos hacia la cavidad uterina. En la base de cada cilio hay un cuerpo basal formado por 9 tripletes de microtúbulos y ningún microtúbulo central (disposición 9 + 0).

Dado que las glándulas están compuestas por células epiteliales especializadas en la producción de una secreción fluida que difiere en su composición de la sangre o del líquido intercelular, merece la pena incluir una breve descripción de las glándulas en esta sección.

2.2.3.2 Glándulas

Las glándulas son células epiteliales especializadas que producen secreciones específicas. Dichas células pueden existir aisladas de otras células no secretoras del epitelio, como las células calciformes, o pueden formar capas de epitelio muy coherentes con la función secretora; un ejemplo es el revestimiento mucoso del estómago.
Las glándulas pueden ser de dos tipos: unicelulares y pluricelulares:

- Glándulas unicelulares
  Son glándulas formadas por una sola célula. Pueden observarse en las células caliciformes secretoras de moco que están presentes en los epitelios columnares de las vías respiratorias y del intestino.

- Glándulas pluricelulares
  Este tipo de glándula se deriva del revestimiento epitelial mediante el proceso de proliferación y evaginación en el tejido conjuntivo subyacente.

Cuando las glándulas mantienen su conexión con el epitelio superficial de forma natural a través de un conducto tubular revestido de células epiteliales, se denominan glándulas exocrinas o glándulas de conducto. Las secreciones de estas glándulas llegan a la superficie a través de sus conductos.
Si las glándulas pierden su conexión con el epitelio superficial, se denominan glándulas endocrinas o sin conductos. La secreción de estas glándulas se produce a través del torrente sanguíneo.

2.2.3.3 Clasificación de las glándulas

Las glándulas pueden clasificarse según distintos criterios, es decir, según el patrón de ramificación del conducto, según el modo de secreción o según la naturaleza del producto secretor.

Clasificación según el patrón de ramificación de los conductos
Según esta clasificación, las glándulas pueden dividirse en:

- Glándulas simples: en las que el conducto de la glándula no se ramifica;
- Glándulas compuestas: en las que el conducto de la glándula se ramifica repetidamente.

Otra clasificación de estas glándulas se basa en la forma de la porción secretora.

- Tubular: en la que el conducto está conectado a la porción secretora tubular;
- Acinosa: en la que el conducto está unido a la porción secretora en forma de saco.

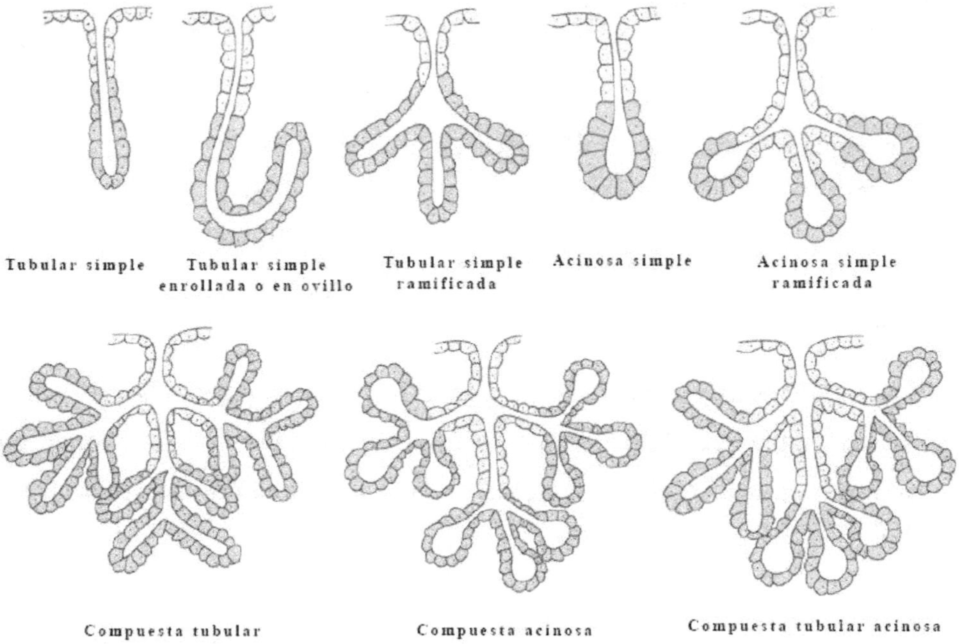

Glándulas simples

Las glándulas simples pueden ser tubulares o acinosas.

A su vez, las glándulas tubulares pueden subdividirse en tres tipos:

- Glándulas tubulares simples, por ejemplo, las glándulas intestinales;
- Glándulas tubulares simples, por ejemplo, las glándulas sudoríparas;
- Glándulas tubulares ramificadas simples, por ejemplo, las glándulas gástricas y uterinas.

Las glándulas acinosas se dividen a su vez en dos categorías:

- Glándulas acinosas simples, por ejemplo, las glándulas uretrales y parauretrales de los hombres;
- Glándulas acinosas ramificadas simples, por ejemplo, glándulas sebáceas.

Glándulas compuestas

Las glándulas compuestas pueden clasificarse en tres grupos según la forma de sus porciones secretoras:

- Glándulas tubulares compuestas, por ejemplo, las glándulas bulbouretrales en el sexo masculino;
- Glándulas acinosas compuestas, por ejemplo, las glándulas salivales;
- Glándulas tubular acinosas compuestas, por ejemplo, la glándula prostática.

2.2.3.4 Clasificación según el modo de secreción

En esta clasificación, las glándulas pueden dividirse en tres categorías:

- Glándulas merocrinas: en las que la secreción se libera por exocitosis a través de la membrana celular; incluyen la mayoría de las glándulas del cuerpo, como las glándulas salivales.
- Glándulas apocrinas: en las que la secreción se acumula primero en el interior de la célula, en la porción apical, y luego una porción de la célula (protoplasma) se desecha junto con la secreción. La porción desechada de la célula pasa a formar parte de la propia secreción; un ejemplo son las glándulas mamarias.
- Glándulas holocrinas: en las que toda la célula secretora se libera junto con el producto secretor. De este modo, toda la célula pasa a formar parte de la secreción; un ejemplo son las glándulas sebáceas.

2.2.3.5 Clasificación según la naturaleza del producto secretor

En esta clasificación, las glándulas pueden dividirse en los siguientes grupos:

- Glándulas mucosas: por ejemplo, la glándula salival sublingual;
- Glándulas serosas: por ejemplo, la glándula parótida;
- Glándulas seromucosas: por ejemplo, la glándula submandibular;
- Glándulas celulares: por ejemplo, testículos y ovarios.

2.2.3.6 Clasificación de las glándulas endocrinas

La clasificación de las glándulas endocrinas es compleja debido a las numerosas variables de su estructura. Sin embargo, es posible diferenciar dos tipos de glándulas endocrinas basándose en la agrupación de las células: las glándulas endocrinas cordadas y las glándulas foliculares.

- Glándulas cordonales: este grupo de glándulas endocrinas representa a las glándulas en las que las células forman estructuras alargadas denominadas cuerdas y en las que hay racimos derivados de capilares sanguíneos fenestrados (sinusoides) y tejido conjuntivo reticular. La secreción se excreta directamente en los capilares. La mayoría de las glándulas endocrinas pertenecen a este grupo.
- Glándulas foliculares: son glándulas endocrinas en las que las células se disponen formando folículos. La secreción se almacena primero en los folículos y luego se libera en los capilares según las necesidades del organismo. La glándula tiroides es un ejemplo de este tipo de glándula endocrina.

2.2.4 Tejido conjuntivo

El tejido conjuntivo está presente en todo el cuerpo y, como su nombre indica, su principal tarea es unir o sostener los demás tejidos del cuerpo.
El tejido conjuntivo está formado por células separadas entre sí por una abundante matriz extracelular que segregan las propias células. La matriz consta de dos componentes, a saber, fibras y sustancia fundamental (amorfa).
Por tanto, los tres componentes esenciales del tejido conjuntivo son:

- Sustancia fundamental
- Fibras
- Células

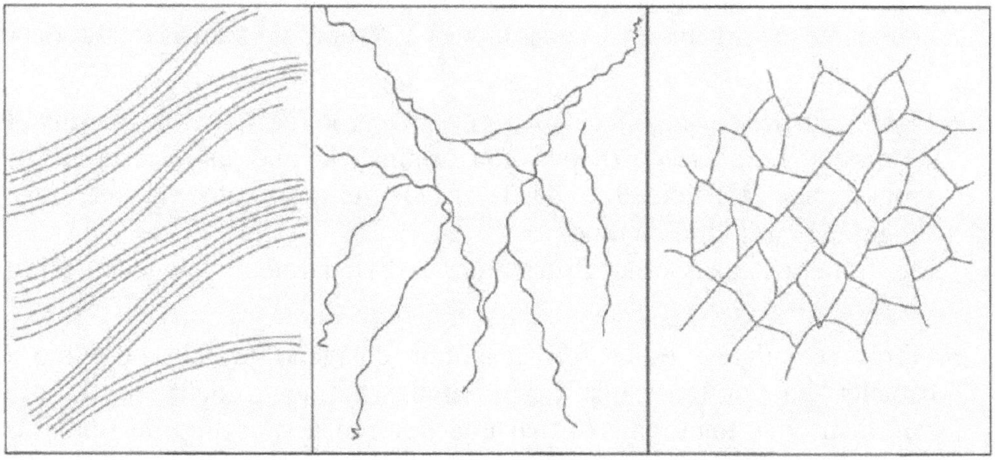

Fibras colágenas Fibras elásticas Fibras reticulares

2.2.4.1 Sustancia fundamental

La sustancia fundamental, o amorfa, está formada por proteínas no fibrosas (por ejemplo, ácido hialurónico y sulfato de condroitina) y moléculas complejas de polisacáridos.

2.2.4.2 Fibras

Las fibras pueden dividirse en tres categorías: fibras colágenas, fibras elásticas y fibras reticulares. Las tres categorías de fibras están formadas por dos tipos de proteínas, el colágeno y la elastina.

- Fibras de colágeno: están formadas por una proteína llamada colágeno. Son fibras flexibles pero extremadamente fuertes. Las fibras de colágeno se encuentran principalmente en haces que pueden ramificarse y unirse a los haces vecinos (las fibras simples no se ramifican).
  Hay 19 tipos de fibras de colágeno y cada uno se designa con un número romano, es decir, tipo I, tipo II, tipo III, etc. El tipo I es el más común y representa aproximadamente el 90% del colágeno presente en el organismo.
  Las fibras de colágeno son las principales fibras del tejido conjuntivo y son esenciales para proporcionar soporte y fuerza. Se encuentran en abundancia en

huesos, cartílagos, tendones y ligamentos. El colágeno es la proteína más abundante del organismo y constituye el 30% de las proteínas totales del cuerpo.

- Fibras elásticas: están formadas por una proteína llamada elastina. Pueden estirarse y retraerse de su posición original, lo que las hace esenciales para proporcionar elasticidad a determinados tejidos, como la piel, los vasos sanguíneos y el tejido pulmonar.
  Las fibras elásticas están distribuidas individualmente y pueden ramificarse.

- Fibras reticulares: están formadas por colágeno proteico de tipo III. Se caracterizan por tener una forma similar a finos y delicados hilos que se ramifican y se unen para formar una fina red. Este grupo de fibras forma la estructura de determinados órganos, como el bazo, los ganglios linfáticos, el hígado o la médula espinal.

Todas las categorías de fibras del tejido conjuntivo son sintetizadas por los fibroblastos.

Enfoque clínico

Queloide: La formación de queloides es una desviación de la cicatrización normal de las heridas en la que se produce una acumulación excesiva de fibras de colágeno, lo que da lugar a una cicatriz tumoral. La osteogénesis imperfecta es un defecto genético que afecta al colágeno de tipo I y provoca fracturas óseas espontáneas.

2.2.4.3 Células

Las células del tejido conjuntivo pueden dividirse en dos categorías: células fijas y células móviles.

Células fijas	Células móviles
Fibroblastos / Fibrocitos	Neutrófilos
Macrófagos (histiocitos)	Eosinófilos
Mastocitos	Basófilos
Adipocitos (células grasas)	Monocitos
Células pigmentadas	Linfocitos de banda T
Células reticulares	Células plasmáticas

- Células fijas
  Representan las células longevas, que forman una población estable que permanece dentro del tejido conjuntivo. Esta categoría incluye:

  - Fibroblastos/fibrocitos
    Son las células más abundantes del tejido conjuntivo. Son células grandes e irregulares con un núcleo ovoide y un nucléolo prominente.
    Los fibroblastos participan en la síntesis y secreción de la sustancia fundamental y de todas las fibras presentes en el tejido conjuntivo (colágeno, elastina y fibras reticulares). Los fibroblastos y los fibrocitos, aunque son la misma célula, tienen una diferencia funcional. Los fibroblastos se refieren a las células activas capaces de producir la matriz, mientras que los fibrocitos se refieren a las células que carecen de actividad sintética y son más pequeñas y delgadas.
    Los fibroblastos desempeñan un papel clave en la cicatrización de heridas mediante la síntesis de fibras de colágeno. Los fibrocitos sólo realizan actividades de mantenimiento. En casos de necesidad, como la cicatrización de heridas, los fibrocitos vuelven a la forma activa de fibroblastos. La formación de colágeno se ve afectada en casos de carencia de vitamina C.

  - Macrófagos (histiocitos)
    Son células de forma irregular caracterizadas por proyecciones cortas y ramificadas. Los macrófagos derivan de los monocitos presentes en el torrente sanguíneo.
    Cuando los monocitos entran en el tejido, maduran y adoptan el nombre de macrófagos. Este grupo de células está presente en casi todos los tejidos del organismo y tiene la función de fagocitos.

  - Mastocitos
    Los mastocitos son pequeñas células ovales en las que el núcleo está situado en posición central y el citoplasma tiene muchos gránulos. Son células que derivan de células madre de la médula ósea.
    Los mastocitos tienen una función en las reacciones de hipersensibilidad inmediata (reacción anafiláctica). La superficie de los mastocitos posee receptores para las inmunoglobulinas (anticuerpos) producidas por las células plasmáticas tras la primera exposición a un alérgeno, por ejemplo polen o venenos, que sensibilizan a los mastocitos.

Los mastocitos segregan las siguientes sustancias tras una segunda exposición al mismo alérgeno, provocando la clásica reacción de hinchazón y enrojecimiento de la piel:

- Heparina aticoagulante;
- Histamina, que dilata los pequeños vasos sanguíneos para aumentar la permeabilidad vascular y provoca la contracción de los músculos lisos de los bronquios;
- Leucotrienos, que aumentan la permeabilidad vascular, provocan vasodilatación y contracción del músculo liso bronquial;
- Factor quimiotáctico eosinófilo, que atrae a los eosinófilos al lugar de la inflamación.

- Adipocitos

  También denominados células adiposas, este grupo identifica las células del tejido conjuntivo que sintetizan y almacenan grandes cantidades de lípidos. Se caracterizan por una forma esférica en la que los lípidos ocupan casi toda la célula, lo que hace que el citoplasma se extienda como un fino borde alrededor de los lípidos. El núcleo es plano y está situado lateralmente en la periferia de la célula.

  Los adipocitos se encuentran individualmente en el tejido areolar laxo y en grupos dentro del tejido adiposo. Absorben y metabolizan la glucosa para proporcionar energía mediante la glucólisis.

- Células pigmentarias

  Las células pigmentarias, o melanocitos, sintetizan un pigmento marrón oscuro llamado melanina, que se encarga de proteger los tejidos de los efectos dañinos de la radiación ultravioleta. Las células pigmentarias se encuentran en la piel, el iris, la coroides del globo ocular y ciertas zonas del cerebro. Se caracterizan por tener forma de estrella y muchas ramificaciones.

  El citoplasma contiene gránulos de melanina llamados melanosomas.

- Células reticulares

  Las células reticulares se encuentran en los tejidos conjuntivos reticulares. Son células ramificadas de forma plana, con núcleo y citoplasma poco coloreado. Se parecen a los fibroblastos y producen fibras reticulares a las que se unen las células.

• Células móviles

Las células móviles son células que se mueven dentro del cuerpo y se caracterizan por una vida corta. Son sustituidas continuamente por células de la sangre. Normalmente, este grupo de células entra en el tejido conjuntivo durante la inflamación utilizando el torrente sanguíneo. Se describirán con detalle en el capítulo sobre el sistema cardiovascular.

2.2.5 Clasificación del tejido conjuntivo

El tejido conjuntivo puede clasificarse en las dos macrocategorías siguientes:

- Tejido conjuntivo propiamente dicho
    - Tejido conjuntivo laxo (areolar);
    - Tejido conjuntivo denso y regular;
    - Tejido conjuntivo denso e irregular;
    - Tejido conjuntivo elástico;
    - Tejido conjuntivo adiposo;
    - Tejido conjuntivo reticular.

- Tejido conjuntivo especializado
    - Tejido óseo;
    - Tejido cartilaginoso;
    - Tejido adiposo;
    - Tejido de los ganglios linfáticos;
    - Sangre.

Tejido conjuntivo laxo
Representa el tejido conjuntivo más extendido del organismo. Está formado por una red de tejido ancho que contiene los tres tipos de fibras (colágenas, elásticas, reticulares) y contiene casi todos los tipos de células del tejido conjuntivo, con una mayoría de fibroblastos. Las fibras y las células están dispersas en la sustancia fundamental semifluida. Gran parte del líquido corporal se encuentra dentro del tejido conjuntivo laxo. El tejido conjuntivo laxo envuelve y une el tejido que rodea los músculos, nervios y vasos, además de conectar la piel con la fascia profunda que hay debajo. Por último, permite que la piel se mueva cuando se frota una parte del cuerpo.

Tejido conjuntivo regular denso

Está formado predominantemente por densos haces de fibras de colágeno. Los haces de fibras de colágeno están situados en paralelo a la dirección de la fuerza ejercida sobre el tejido. Los fibroblastos están presentes y dispuestos en filas entre los haces de fibras de colágeno. El tejido conjuntivo denso es de aspecto blanco plateado y forma tendones, aponeurosis y ligamentos.

Tejido conjuntivo denso irregular

Este tejido está formado por densos haces de fibras de colágeno que se entrelazan para proporcionar resistencia a la tracción en todas direcciones. El tejido conjuntivo denso irregular forma la dermis de la piel, el periostio, la cápsula fibrosa de las articulaciones y la matriz colágena del hueso llamada osteoide.

Tejido conjuntivo elástico

Este tejido está formado principalmente por fibras elásticas de color amarillento, dispuestas de forma irregular. Las fibras pueden estirarse hasta 1,5 veces su longitud original y son capaces de volver a su forma original. El tejido conjuntivo elástico se encuentra en las paredes de las arterias elásticas (como la aorta y las grandes arterias), en las cuerdas vocales de la laringe, en el ligamento nucal de la nuca, en el ligamento entre los arcos de las vértebras, etc.

Tejido conjuntivo adiposo

El tejido conjuntivo adiposo está formado por grandes agregaciones de células adiposas o adipocitos. Las células adiposas almacenan gotitas de grasa dentro de su citoplasma, hinchándose y empujando su núcleo hacia la periferia. El citoplasma está presente en forma de un fino borde alrededor de la grasa almacenada.

La grasa se utiliza no sólo como reserva alimentaria, sino también como protección y soporte de los órganos. El tejido adiposo se encuentra en abundancia en la fascia superficial profunda de la piel, alrededor de los riñones, en los vasos sanguíneos que rodean el corazón, en los pechos de las mujeres sexualmente maduras, etc.

Tejido conjuntivo reticular

Está formado por una red de fibras reticulares y células reticulares. El tejido reticular contiene macrófagos, es decir, células fagocíticas. El tejido conjuntivo reticular forma la estructura reticular de ciertos órganos, como el bazo, los ganglios linfáticos, el hígado, la médula ósea y la lámina reticular de la membrana basal.

Los tejidos especializados se describirán en los siguientes capítulos dedicados a los sistemas a los que pertenecen.

2.2.6 Regeneración del tejido

La regeneración de los tejidos se produce mediante la replicación de las células originales, es decir, por mitosis. La velocidad de regeneración depende de la tasa de recambio fisiológico normal de las células específicas: los tejidos caracterizados por un recambio rápido podrán regenerarse más rápidamente que los tejidos con un recambio celular más prolongado.
Según el recambio celular fisiológico, las células pueden dividirse en tres categorías:

- Células lábiles
  Son células en las que la replicación y la regeneración son procesos continuos. Este grupo incluye:
    - Epitelio de la piel, mucosas, glándulas secretoras, conductos, revestimiento del útero;
    - Médula ósea.

- Células estables
  Se trata de células que, aunque son capaces de regenerarse, rara vez inician este proceso. Pertenecen a esta categoría:
    - Células hepáticas, renales y pancreáticas;
    - Fibroblastos;
    - Células musculares lisas;
    - Osteoblastos y osteoclastos en el hueso.

- Células permanentes
  Son células incapaces de replicarse tras completar la fase de crecimiento. Incluyen:
    - Células nerviosas (neuronas);
    - Músculos esqueléticos y cardíacos.

2.3 Diferenciación celular

Las células se diferencian en distintos grupos según características estructurales y funcionales específicas en la fase inicial del desarrollo. Por ejemplo, las células epiteliales desarrollan características diferentes de los linfocitos.

En la vida postnatal, cuando las células se replican para producir células hijas, si éstas tienen el mismo aspecto, las mismas funciones y la misma estructura genética que las células madre, son fácilmente reconocibles y, por tanto, se denominan células bien diferenciadas.

Por otro lado, si las células hijas no pueden reconocerse debido a variaciones en su aspecto, función y composición genética, se denominan células poco diferenciadas.

2.3.1 Apoptosis celular

La apoptosis es la muerte programada de la célula, que también puede definirse como suicidio celular.

Representa un mecanismo central que controla el desarrollo multicelular. La apoptosis regula actividades como la separación de los dedos durante el desarrollo y desempeña un papel importante en la regulación del número de neuronas, ya que un cierto número de neuronas muere durante el desarrollo.

Además, la apoptosis garantiza la eliminación de las células inadecuadas o ineficaces del sistema inmunitario.

Este mecanismo se caracteriza por el depósito de cromatina dentro del núcleo para formar un cuerpo denso. La cromatina es finalmente escindida por una endonucleasa específica en fragmentos de ADN, patognomónicos de la muerte celular apoptótica. El gen bcl-2 codifica un inhibidor intracelular de la apoptosis.

Información clave

La célula más grande del cuerpo	Óvulo (130 μm)
Célula menos diferenciada del cuerpo	Cigoto
Las células más diferenciadas del cuerpo	Neuronas, miocitos del músculo cardíaco
Célula única sin núcleo	Eritrocito maduro
División celular más común	Mitosis
Glándulas unicelulares	Células caliciformes
Tejido conjuntivo más presente en el cuerpo	Tejido conjuntivo laxo
Más células de tejido conjuntivo	Fibroblastos
La mayor proteína del cuerpo	Colágeno
Primeras fibras de tejido conjuntivo que se forman durante el desarrollo	Fibras reticulares
Elemento básico del cuerpo	Células

Capítulo 3

Piel, fascia superficial y fascia profunda

3.1 Piel

La piel representa la cubierta externa del cuerpo. Constituye la interfase dinámica entre el cuerpo y el medio externo y se considera un órgano porque está formada por distintos tipos de tejidos dispuestos estructuralmente para funcionar juntos.
Es el órgano más grande del cuerpo: en un adulto medio ocupa una superficie de más de 7.600 centímetros cuadrados y representa aproximadamente el 7% del peso corporal de una persona.
El aspecto general y el estado de la piel son clínicamente importantes, ya que proporcionan pistas sobre determinadas funciones y/o disfunciones del organismo. En general, es correcto decir que la piel puede reflejar el estado general de salud.

3.1.1 Estructura de la piel

La piel consta de dos capas principales: la epidermis y la dermis.
El epitelio superficial de la piel se denomina epidermis, que pertenece al tejido estratificado queratinizado de tipo pavimentoso. Los diversos apéndices cutáneos, como las glándulas sudoríparas, las glándulas sebáceas, el pelo y las uñas, son derivados especializados de la epidermis. La dermis, situada a mayor profundidad, está formada principalmente por haces de fibras de colágeno, algunos tejidos elásticos, vasos sanguíneos, linfáticos y fibras nerviosas.

3.1.1 Epidermis

La epidermis es una capa superficial avascular de epitelio pavimentoso estratificado queratinizado. Deriva del ectodermo superficial del cuerpo y su grosor oscila entre 0,007 y 0,12 mm.
La epidermis está formada principalmente por cuatro tipos de células:

- Queratinocitos (90%)
- Melanocitos (8%)
- Células de Langerhans
- Células de Merkel

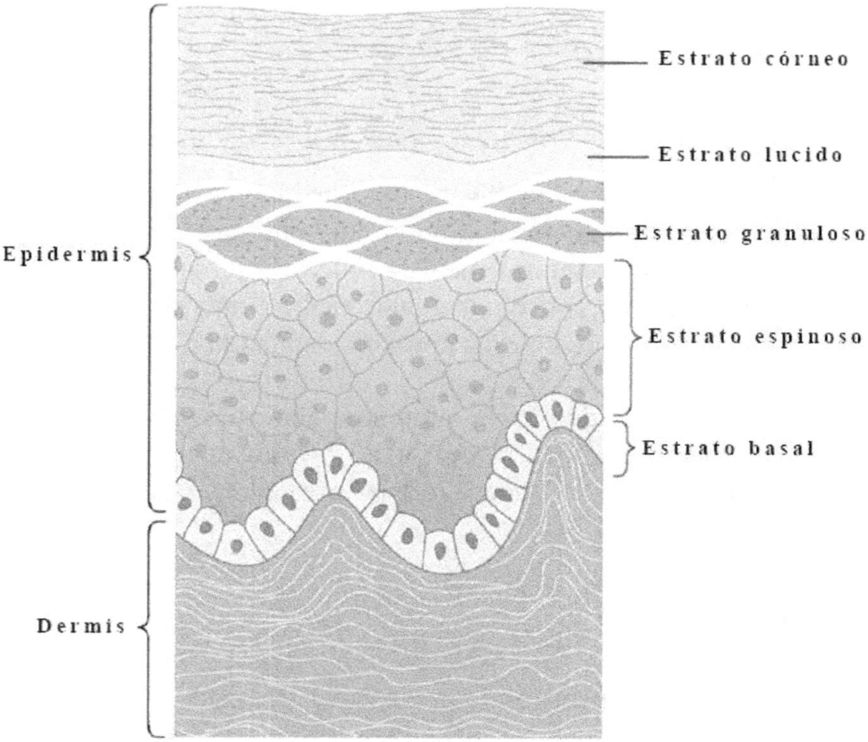

Los queratinocitos suelen estar dispuestos en cuatro o cinco capas y son responsables de la producción de queratina, una proteína necesaria para proteger la piel del calor, los microbios y los productos químicos.
Los melanocitos producen pigmentos de melanina, que dan a la piel su color natural y absorben los rayos ultravioleta para proteger la piel de posibles tumores de esta derivación.
Las células de Langerhans se originan en la médula ósea y posteriormente migran a la epidermis. Estas células participan en la respuesta inmunitaria del organismo y protegen la piel de los virus y otras infecciones.
Las células de Merkel están situadas en la parte más profunda de la epidermis y entran en contacto con la neurona sensorial. Actúan como receptores de las sensaciones táctiles.

3.1.1.2 Capas de la epidermis

Según el tipo de piel, gruesa o fina, la capa de la epidermis consta de cuatro o cinco estratos.

A continuación se muestran los estratos ordenados desde el más profundo al menos profundo:

- Estrato basal
  El estrato basal está formado por una sola capa de células cuboides o columnares. Entre la dermis y el estrato basal se encuentra la membrana basal, necesaria para separar ambos. Las células de esta zona están sometidas a una división constante por la actividad miotática. Las células recién formadas se desplazan hacia la capa superficial para poder renovar la epidermis. En general, se tarda entre 6 y 8 semanas en completar el desplazamiento de las células.

- Estrato espinoso
  Este estrato está formado por varias capas de células de forma poligonal, cada una de las cuales tiene un núcleo ovalado en el centro. Las células están unidas entre sí por desmosomas. La preparación histológica hace que la membrana celular se encoja, dando a la célula un aspecto espinoso que da nombre el estrato.

- Estrato granular
  El estrato granular está formado por tres o cuatro filas de células aplanadas con núcleos picnóticos que muestran signos de degeneración. El citoplasma contiene gránulos de queratohialina formados por una proteína rica en histidina llamada filagrina.

- Estrato lucido
  Representa una capa vítrea fina, homogénea y transparente. El núcleo, los orgánulos y la membrana celular no son visibles al microscopio. Es la capa de la epidermis alta y sólo puede observarse en la piel gruesa y glabra, como las plantas de los pies y las palmas de las manos.

- Estrato córneo
  El estrato córneo es la capa más superficial de la piel y está formado por 25/ 30 capas de células muertas aplanadas y completamente queratinizadas. Las células de esta capa son ricas en una proteína llamada queratina.

El estrato córneo representa el estado protector real de la piel: cuando los desmosomas entre los estados celulares más externos se debilitan, la superficie celular inicia el proceso de descamación.

3.1.1.3 La dermis

La dermis representa la capa vascular profunda de la piel y deriva del mesodermo. Es más gruesa que la epidermis y está formada por colágeno de tipo I y fibras elásticas. En la dermis también se observan glándulas, nervios, ganglios linfáticos y vasos sanguíneos. Los músculos lisos de la dermis están asociados a los folículos pilosos a través de los músculos erectores del pelo.

3.1.1.4 Capas de la dermis

La dermis suele dividirse en dos capas:

- Capa papilar o superficial
  Esta capa está en contacto con la epidermis y representa aproximadamente una quinta parte de todo el grosor de la dermis. Forma numerosas proyecciones cónicas biseladas llamadas papilas dérmicas que se extienden en la epidermis.
  Las papilas dérmicas encajan en depresiones de la superficie inferior de la epidermis, también llamadas crestas epidérmicas, y sirven para entrelazar la dermis y la epidermis.

- Capa reticular o profunda
  Esta capa se compone principalmente de fibras de colágeno dispuestas en haces paralelos. La dirección de estos haces produce líneas de clivaje o líneas de Langer. Las líneas de clivaje son horizontales en el tronco y el cuello y longitudinales en las extremidades.
  Es una capa bastante elástica, como puede observarse en mujeres embarazadas y personas obesas. Sin embargo, cuando se somete a un estiramiento excesivo, las fibras blancas que la componen pueden romperse y su reparación da lugar a la formación de cicatrices. Este tipo de cicatrización es visible en forma de estrías blancas, también llamadas estrías o línea alba. Suelen aparecer en el bajo vientre, las nalgas, los muslos y los pechos de las mujeres multíparas.

3.1.2 Color de la piel

El color de la piel lo confiere la combinación de los tres pigmentos siguientes:

- Melanina
- Caroteno
- Hemoglobina

La melanina es un pigmento negro-marrón producido por los melanocitos, que se originan en las células de la cresta neural y posteriormente migran a la epidermis.
La cantidad de melanina presente provoca un cambio en el color de la piel, que pasa de pálida a oscura. Los melanocitos abundan en la epidermis del pene, el pezón y las areolas mamarias.
El caroteno es un pigmento amarillo anaranjado y es exógeno, ya que se absorbe a través de los alimentos. Está presente en el estrato córneo y en las células grasas de la dermis y la fascia superficial.
La hemoglobina púrpura y la oxihemoglobina roja de los vasos sanguíneos de la piel son responsables del color rosado de la piel.

Todas las razas tienen el mismo número de melanocitos; es la cantidad de melanina producida y la distribución de los melanocitos y la melatonina lo que determina si el color de la piel de un individuo será pálido o más oscuro.

Enfoque clínico
Albinismo: es una afección clínica en la que la piel, el pelo y las pestañas de un individuo son blancos. Esta afección se produce porque no se desarrollan los pigmentos de melanina. Es importante recordar que la piel de los albinos genéticamente determinados tiene un número normal de melanocitos en la dermis, siendo la deficiencia debida a la falta de la enzima tirosinasa necesaria para convertir el aminoácido tirosina en melanina.

Vitíligo: esta afección clínica se presenta en forma de manchas blancas en la piel y se debe a la pérdida parcial o total de melanocitos en esa región específica.

3.1.3 Tipos de piel

El grosor de la piel puede variar según la región del cuerpo. Es más gruesa en las palmas de las manos y las plantas de los pies, que están continuamente expuestas al desgaste. En

estas zonas, la piel suele tener unos 6 mm de grosor. En cambio, la piel es más fina en los párpados, los genitales externos y el tímpano, donde alcanza un grosor de unos 0,5 mm. El grosor medio de la piel es de 1,0-2,0 mm.
En función de su grosor, la piel se clasifica en dos macrocategorías:

- Piel fina y velluda
- Piel gruesa y glabra

La piel fina puede encontrarse en todo el cuerpo, salvo en las palmas de las manos y las plantas de los pies. Como su nombre indica, en la piel fina, la epidermis está formada por una capa delgada.
La piel gruesa sólo se observa en las palmas de las manos y las plantas de los pies. En la piel gruesa, el estrato córneo es muy grueso, ya que es una adaptación útil para resistir posibles traumatismos en estas zonas del cuerpo. La piel gruesa, por debajo del estrato córneo, tiene el estrato lúcido. Como se ha detallado en las páginas anteriores, el estrato lúcido indica una capa homogénea en la que las células no son claramente visibles.
En la piel gruesa, los folículos pilosos y las glándulas sebáceas están totalmente ausentes, pero las glándulas sudoríparas están presentes en abundancia.
En términos generales, la piel gruesa consta de cinco capas, mientras que la piel fina consta de cuatro capas, ya que la capa lucida está ausente.

3.1.4 Irregularidades de la superficie cutánea

La superficie de la piel puede presentar tres tipos de irregularidades:

- Líneas de tensión
- Líneas de flexión
- Crestas papilares

Las líneas de tensión (también llamadas líneas de Langer), como ya se ha dicho, están causadas por la disposición y los patrones de tracción de las fibras de colágeno dentro de la dermis. Asimple vista, presentan la forma de surcos lineales invisibles. Son horizontales en el tronco y el cuello, y longitudinales en las extremidades.
Las líneas de flexión o pliegues de flexión aparecen en el tejido cutáneo como líneas y pliegues permanentes. Están bien marcadas en las palmas de las manos y las plantas de los pies, y se forman como resultado de los movimientos habituales. La piel a lo largo de estas líneas es fina y está firmemente adherida a la fascia profunda. Este tipo de líneas se observan fácilmente en las proximidades de las articulaciones.

Las arrugas se producen por la contracción de los músculos subyacentes y suelen ser perpendiculares a la línea de tracción muscular. La contracción muscular continua provocada por las expresiones faciales hace que aparezcan pequeños surcos o líneas en la frente y la cara. Tales formaciones pueden denominarse líneas de expresión. Las crestas papilares están presentes en las puntas de los dedos, las palmas de las manos y las plantas de los pies. Forman crestas estrechas separadas por surcos paralelos dispuestos en conjuntos curvos. Son las huellas dactilares.
Aunque los patrones formados por estas líneas tienen similitudes básicas, no pueden ser idénticos en dos individuos distintos. Debido a su facilidad de recogida y observación, las huellas dactilares se utilizan habitualmente para identificar a los individuos. El estudio de las crestas papilares se denomina dermatoglifia.
En los dedos se observan distintos tipos de impresiones: arco, arco en carpa, bucle, bucle doble, espiral, ojo de pavo real y mixto.

3.1.5 Anexos cutáneos

Los anexos cutáneos son estructuras que tienen una estrecha relación con la piel y sus funciones asociadas. Los anexos cutáneos incluyen las uñas, el pelo, las glándulas sudoríparas y las glándulas sebáceas.

3.1.5.1 Uñas

Las uñas son placas endurecidas de células epiteliales queratinizadas del estrato córneo, es decir, están formadas por queratina dura. Están presentes en la superficie dorsal de las yemas de los dedos de manos y pies, por lo que se denominan uñas de manos y pies.
Tanto las uñas de las manos como las de los pies sirven para proteger los dedos y ofrecen apoyo al agarrar y coger objetos pequeños. Las uñas sólo se encuentran en los primates, mientras que la mayoría de los demás mamíferos tienen garras o pezuñas.

Partes de la uña

Cada uña consta de cuatro grandes zonas:

- Eponiquio (cutícula)
- Lunula
- Lámina ungueal

- Margen distal

La lámina ungueal descansa sobre el lecho ungueal, que en realidad está formado por la capa basal y la capa espinosa de la epidermis. La parte grande expuesta de la lámina ungueal se llama cuerpo ungueal, mientras que la parte proximal oculta más pequeña de la lámina ungueal se llama raíz ungueal. Esta parte tiene una media luna blanca opaca llamada lúnula.
El tejido córneo bajo el cuerpo transparente de la uña, a excepción de la lúnula, está muy vascularizado, por lo que la uña adquiere un color rosado. En caso de anemia, las uñas aparecen blanquecinas y de color pálido.
Los lados del cuerpo ungueal están superpuestos por un pliegue de piel llamado pliegue ungueal. El borde libre, llamado margen distal, indica el extremo expuesto de la placa ungueal. A la inversa, el borde proximal indica la zona en la que la lámina ungueal se superpone al pliegue cutáneo del que procede, es decir, el eponiquio (cutícula).
La piel presente a lo largo del borde de la uña se denomina perioniquio.

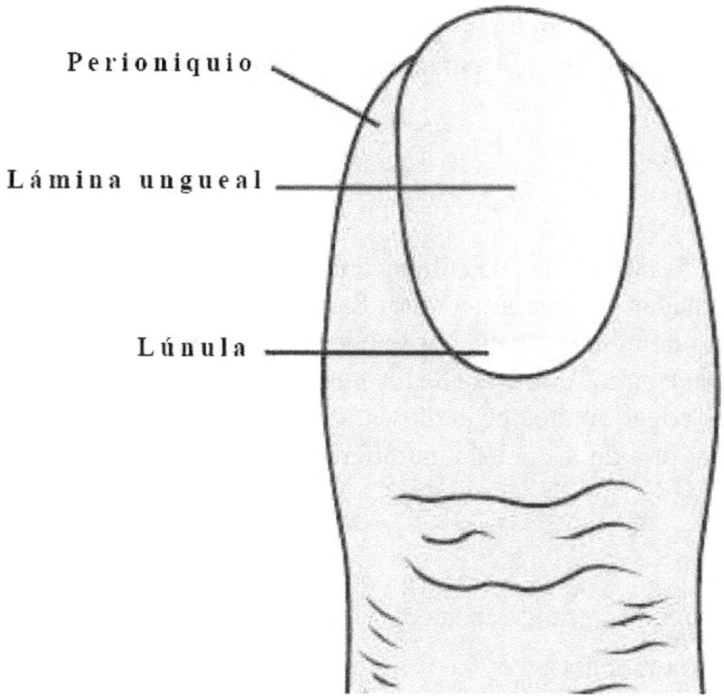

Crecimiento de las uñas

Al igual que el pelo, las uñas crecen desde su base. La uña se desarrolla por proliferación de la matriz germinal y por transformación de las células superficiales de la matriz en células ungueales. A continuación, las células ungueales, duras y transparentes, son empujadas hacia delante.

Las uñas crecen continuamente durante toda la vida y no tienen fase de reposo. Se desarrollan a un ritmo medio de aproximadamente 1 mm por semana. El ritmo de crecimiento de las uñas de los pies es algo más lento, ya que tarda unos 3-4 meses en crecer toda la uña. Por eso, en las enfermedades fúngicas de las uñas, el tratamiento no debe durar menos de este periodo.

Enfoque clínico

Examen de *las uñas:* este examen es clínicamente importante, ya que a menudo proporciona pistas sobre la enfermedad subyacente.

Hipocratismo digital: la hipertrofia del lecho ungueal aumenta la convexidad de la lámina ungueal en enfermedades crónicas como abscesos pulmonares, bronquiectasias, osteomielitis, etc.

En la uña normal, el ángulo entre la lámina ungueal y el pliegue ungueal proximal mide 160°; en el caso del hipocratismo digital, el ángulo aumenta y se aproxima o supera los 180°.

Anoniquia: es una afección clínica congénita que provoca la ausencia de uñas.

Coiloniquia: indica la depresión central de la uña y la elevación lateral de la lámina ungueal produce una curvatura cóncava en la que la uña adopta forma de cuchara. Esta afección suele asociarse a la anemia ferropénica.

Paroniquia: esta afección indica una inflamación de la paroniquia que provoca enrojecimiento, hinchazón y dolor de los pliegues ungueales laterales y proximales. En estos casos, suele acumularse pus bajo la cutícula.

3.1.5.2 Cabello y vello

El cabello y el vello son estructuras queratinizadas finas y alargadas que se encuentran en casi toda la superficie corporal. Cada cabello está formado por la matriz pilosa, una región de células epidérmicas en la base del folículo piloso. Los folículos pilosos derivan de invaginaciones del epitelio epidérmico.

El vello se encuentra en todo el cuerpo, excepto en las palmas de las manos, las plantas de los pies, los labios, el glande, el clítoris y los labios menores. La presencia de pelo es una característica común de todos los mamíferos. Los humanos son relativamente

lampiños, ya que sólo el cuero cabelludo, la cara, el pubis y las axilas están provistos de pelo denso.
La función principal del pelo es la protección.

Partes del pelo

Cada pelo consta de tres partes:

- Tallo
- Raíz
- Bulbo

El tallo proyecta el pelo más allá de la superficie de la piel. Representa la parte muerta del pelo y está formado por material queratinoso dispuesto en diagonal.
La raíz del pelo se encuentra dentro de la piel. Está rodeada por el folículo piloso, una vaina de epidermis y dermis. El folículo piloso es una invaginación tubular de la epidermis y la dermis.
El bulbo representa la base redondeada de la raíz del pelo y se encuentra dentro del folículo piloso. Cada pelo se desarrolla a partir de las células de la capa basal presentes en el bulbo piloso. El bulbo piloso está invaginado por un tejido conjuntivo muy vascularizado, la papila dérmica, que proporciona alimento al pelo en desarrollo.

Músculos erectores del pelo

Los músculos erectores del pelo son finas piezas de músculo liso unidas a los folículos pilosos. El músculo erector del pelo forma un ángulo obtuso con la superficie de la piel. A menudo hay una glándula sebácea entre el músculo y el folículo piloso.
Los músculos erectores del pelo son involuntarios y responden a estímulos térmicos o psicológicos. La contracción de estos músculos tiene dos efectos: el primero se produce cuando se contraen y los pelos son arrastrados hacia una posición más erguida, provocando lo que se conoce como "piel de gallina"; el segundo hace que el sebo de los folículos pilosos sea expulsado.

Estructura del vello

En el vello, si visto transversalmente, se observan tres capas distintas. Siguiendo un orden de la más profunda a la más superficial, pueden clasificarse en:

- Médula
- Corteza
- Cutícula

La médula está formada por células moderadamente queratinizadas y débilmente unidas. Están divididas por numerosos espacios aéreos, también llamados células aéreas.
La corteza está formada por células fuertemente queratinizadas y agrupadas de forma compacta.
La cutícula está formada por una sola capa de células caracterizadas por bordes dentados. Dichas células confieren al cabello un aspecto escamoso cuando se observan al microscopio.
Cada vello está rodeado por tres vainas:

- Vaina interna de la raíz
- Vaina radicular externa
- Vaina de tejido conjuntivo

La vaina radicular interna se encuentra en la raíz y rodea completamente la parte inicial del tallo. Sus células degeneran y desaparecen por encima de las glándulas sebáceas.
La vaina radicular externa sigue a las células epidérmicas hasta la superficie. Muestra todas las capas de la epidermis.
La vaina de tejido conjuntivo se deriva de la dermis.

Color y textura del cabello

El color del pelo viene determinado por la cantidad de melanina que producen los melanocitos en la matriz germinal del folículo piloso. Las distintas cantidades de melanina determinan el color del pelo, que puede variar de rubio a castaño, rojo o negro.
La textura del pelo viene determinada por la forma de su sección transversal. El pelo liso es redondo en la sección transversal, mientras que el pelo ondulado se caracteriza por una forma ovalada. Por último, en el pelo encrespado, la sección transversal es plana.

Tipos de vello

En el ser humano se observan tres tipos de pelo.

- Pelo lanugo

- Pelo velloso
- Pelo terminal

El pelo lanugo representa el vello fino y sedoso que recubre al feto. Estos pelos se desarrollan durante el tercer trimestre del crecimiento fetal y no suelen ser evidentes en el cuerpo del bebé al nacer. Las excepciones pueden ser los bebés nacidos prematuramente.
Los pelos vellosos son la categoría más común, ya que cubren la mayor parte del cuerpo humano. Estos pelos son cortos, finos, suaves y generalmente poco pigmentados y, por tanto, poco visibles.
Los pelos terminales son largos, ásperos y pigmentados. Crecen continuamente en longitud. Algunos ejemplos son el vello del cuero cabelludo, el vello facial masculino, el vello de las regiones axilar y púbica, las pestañas y las cejas.

Enfoque clínico
Calvicie: en una persona sana, el pelo crece a un ritmo de 1 mm cada 3 días. La vida útil de un pelo varía de 3 a 4 meses para las pestañas a 3 ó 4 años para el pelo del cuero cabelludo. Cada pelo perdido es sustituido por un pelo nuevo que crece desde el bulbo piloso y empuja el pelo viejo hacia fuera.
La calvicie se produce cuando se pierde pelo y no se sustituye por pelo nuevo. Aunque esta afección puede deberse a una enfermedad, generalmente es hereditaria y se da con mayor frecuencia en varones debido a influencias genéticas combinadas con la hormona sexual masculina testosterona. Ningún tratamiento es eficaz para revertir la calvicie genética, pero es posible injertar colgajos de piel que contengan folículos sanos de partes del cuerpo con pelo.

Encanecimiento del cabello: durante el envejecimiento, el cabello adquiere un color gris o blanco. Este proceso se debe a la falta de producción de melanina como consecuencia de la disminución progresiva de la tirosinasa y del aumento del número de espacios de aire en las células que forman el tallo piloso.

3.1.6 Glándulas sudoríparas

Las glándulas sudoríparas son glándulas tubulares largas y en forma de espiral. Cada glándula sudorípara consta de dos partes: una porción secretora y un conducto excretor.
La porción secretora está situada en la dermis profunda y adopta la forma de una espiral retorcida. El conducto excretor es largo y se extiende desde la posición secretora hasta la superficie de la piel. Las glándulas sudoríparas son más numerosas en las palmas de las manos, las plantas de los pies, las axilas, la región púbica y la frente.

3.1.6.1 Tipos de glándulas sudoríparas

Las glándulas sudoríparas pueden dividirse en dos categorías:

- Glándulas sudoríparas ecrinas
- Glándulas sudoríparas apocrinas

Las glándulas sudoríparas ecrinas están ampliamente distribuidas por todo el cuerpo, sobre todo en la frente, las palmas de las manos y las plantas de los pies. Estas glándulas están completamente formadas antes del nacimiento.

Las glándulas ecrinas desempeñan un papel importante en la regulación de la temperatura corporal mediante la evaporación del sudor y contribuyen a la excreción de sal corporal. En respuesta a estímulos térmicos y emocionales, las glándulas ecrinas son capaces de producir de 8 a 10 litros de sudor al día. Las glándulas sudoríparas ecrinas son estimuladas por las fibras colinérgicas de los nervios simpáticos.

Las glándulas ecrinas están ausentes en los márgenes de los labios, los timpanos, los lechos ungueales, la superficie interna del prepucio y el glande.

Las glándulas sudoríparas apocrinas son mucho mayores que las ecrinas y sus conductos se abren en la parte apical de los folículos pilosos. Pueden observarse en las regiones axilar y púbica, las areolas mamarias, los labios menores y la región perianal. Su secreción viscosa, que contiene proteínas y lípidos, se vierte en los folículos pilosos. Las glándulas sudoríparas apocrinas son estimuladas por las fibras adrenérgicas de los nervios simpáticos.

No se activan hasta que se alcanza la pubertad y se cree que sus secreciones olorosas son necesarias para atraer al sexo opuesto.

En el meato auditivo externo hay un tipo particular de glándula apocrina: la glándula ceruminosa. Este grupo de glándulas libera sus secreciones serosas (cerumen) con el fin de proporcionar una barrera protectora viscosa que pueda retener los cuerpos extraños y evitar daños en la membrana timpánica.

También se observan en las pestañas unas glándulas apocrinas especiales llamadas glándulas de Moll.

Las glándulas sudoríparas apocrinas se diferencian de las ecrinas en las siguientes características:

- Segregan un producto viscoso que contiene proteínas y lípidos;
- Descargan su secreción en la parte apical del folículo piloso, es decir, en el canal pilosebáceo del folículo piloso, y no directamente en la superficie;
- Están bajo control endocrino, concretamente de andrógenos y estrógenos.

Las glándulas mamarias son glándulas sudoríparas modificadas situadas en la fascia superficial de la región del tórax. Estas glándulas segregan leche durante la fase de lactancia femenina, por lo que alcanzan su máximo desarrollo durante la edad fértil.
La mama está formada por 15-20 lóbulos piramidales de tejido glandular, que es drenado por los conductos lácteos del pezón. El tejido glandular de cada lóbulo está rodeado de tejido adiposo.
La proliferación del tejido glandular durante el embarazo se debe a los estrógenos y la progesterona, mientras que la activación secretora del tejido glandular se debe a la prolactina.
Los ligamentos suspensorios, llamados ligamentos de Cooper, son septos de tejido conjuntivo cuya función es unir la mama a la piel y a la fascia profunda que hay debajo (fascia pectoral). Proporcionan soporte y mantienen la posición de la mama.

	Glándulas sudoríparas ecrinas	Glándulas sudoríparas apocrinas
Naturaleza de la secreción	Acuoso con cloruro sódico, potasio, urea y amoníaco	Viscosa con proteínas y lípidos
Lugar de secreción	En la superficie de la piel a través de los poros	En el canal pilosebáceo alrededor del tallo piloso
Distribución	En todo el cuerpo	Axila, pubis y región anal
Funciones	Regulación de la temperatura corporal	Producción del olor corporal específico
Edad de la actividad	Activas durante todo el ciclo de vida	Activas desde la pubertad
Control neurogénico	Colinérgico	Adrenérgico
Control endocrino	Ausente	Presente (andrógenos y estrógenos)

Enfoque clínico

Ginecomastia: Los lóbulos de las glándulas mamarias de los varones suelen estar poco desarrollados. Si se desarrollan en exceso, este estado clínico se denomina ginecomastia.

3.1.7 Glándulas sebáceas

Las glándulas sebáceas están asociadas a los folículos pilosos, ya que se desarrollan a partir del epitelio folicular del pelo. Cada folículo piloso tiene entre 1 y 6 glándulas sebáceas.
Son glándulas ramificadas simples conectadas al folículo piloso y capaces de segregar un material aceitoso, llamado sebo, sobre el tallo piloso. El sebo, formado principalmente por lípidos, se dispersa a lo largo del tallo piloso hasta llegar a la superficie de la piel. Esta sustancia lubrica e impermeabiliza la superficie de la piel, además de evitar que el pelo se vuelva quebradizo.
Las glándulas sebáceas están ampliamente distribuidas por toda la piel del cuerpo, a excepción de las palmas de las manos y las plantas de los pies.

Aunque las glándulas sebáceas utilizan principalmente los folículos pilosos, hay algunas zonas del cuerpo donde las glándulas sebáceas llegan directamente a la superficie de la piel. Algunos ejemplos son:

- Nariz: en la que, cuando la abertura de los conductos está ocluida por residuos, aparece un "punto negro";
- Región genital y perianal;
- Areola alrededor del pezón: zona donde las glándulas sebáceas forman los tubérculos de Montgomery;
- Párpados: donde se denominan glándulas de Meibomio.

Enfoque clínico
Acné en la pubertad: las glándulas sebáceas, bajo la influencia de las hormonas sexuales, aumentan su tamaño y la consiguiente producción de sebo. En los casos en que se bloquea el drenaje del sebo, las glándulas sebáceas se infectan y producen acné. El acné es una afección en la que aparecen pequeñas elevaciones de la piel (granos), que pueden contener pus. Suelen observarse en la cara, sobre todo en varones adolescentes.

Quistes sebáceos: el extremo de las glándulas sebáceas se abre en el folículo piloso. Cuando este extremo se obstruye, la glándula se dilata debido a su propia secreción. Este cuadro clínico se denomina quiste sebáceo.

La mayoría de los quistes sebáceos se observan en la parte pilosa del cuerpo: el cuero cabelludo, el escroto, el cuello, el hombro y la espalda son zonas donde se encuentran con frecuencia. Sin embargo, los quistes sebáceos pueden aparecer en cualquier lugar donde haya glándulas sebáceas.

Cuerno sebáceo: cuando el sebo de un quiste sebáceo exuda lentamente, puede secarse y formar una punta cónica dura llamada cuerno sebáceo.

3.1.8 Funciones de la piel

La piel es un órgano dinámico que no sólo protege al cuerpo de patógenos externos y lesiones, sino que también desempeña un papel importante en el mantenimiento de la homeostasis corporal.
Las principales funciones de la piel son

- Protección
  La piel actúa como barrera protectora entre el medio externo y los tejidos internos del cuerpo. Protege al cuerpo de los agentes patógenos externos y de las lesiones.

- Hidrorregulación
  Como la piel es casi impermeable, es capaz de evitar la deshidratación, es decir, la pérdida de líquidos corporales cuando hace calor y la absorción de agua cuando el cuerpo se sumerge en agua. La impermeabilización la proporciona el estrato córneo de la piel.

- Termorregulación
  La piel desempeña un papel crucial en la regulación de la temperatura corporal. Mantiene la temperatura corporal normal en aproximadamente 37 °C mediante la sudoración y los escalofríos. El exceso de calor se disipa del cuerpo de tres formas, en todas las cuales interviene la piel:
    - A través de la excreción y evaporación del sudor,
    - Por irradiación de los vasos sanguíneos dilatados,
    - Con conversión directa del calor a través de la piel. El calor es almacenado por la grasa y el pelo.

- Recepción sensorial

La piel es un órgano sensorial importante para la percepción de sensaciones como el dolor, el tacto, la temperatura y la presión. Esto se debe a que la piel contiene un gran número de terminaciones nerviosas sensoriales llamadas receptores cutáneos.

- Absorción de sustancias liposolubles y radiación ultravioleta
  La piel, al ser una barrera protectora, tiene una capacidad de absorción limitada. Las sustancias liposolubles, como las vitaminas A, D, E y K, se absorben lentamente.
  Algunos gases, como el O2 y el CO2, pueden pasar a la sangre a través de la piel, mientras que la piel absorbe fácilmente pequeñas cantidades de luz ultravioleta. Algunas toxinas y pesticidas pueden entrar en el cuerpo a través de la piel.

- Síntesis
  La vitamina D se sintetiza en la piel con la ayuda de los rayos ultravioletas del sol. Además, la queratina y la melatonina también se sintetizan en la piel. La melanina y la queratina permanecen en la piel, mientras que la vitamina D se utiliza en otras partes del cuerpo.

- Excreción
  La piel actúa como un órgano excretor a través del cual se elimina el exceso de agua, sales y productos de desecho, como el amoníaco y la urea, mediante la sudoración.

- Transmisión de emociones
  La piel es capaz de comunicar las emociones Por ejemplo, cuando una persona está enfadada, su cara tiende a enrojecer, mientras que cuando se siente ansiosa, las palmas de las manos se vuelven frías, húmedas y a menudo se ven afectadas por la sudoración.

3.1.9 Circulación sanguínea en la piel

La epidermis de la piel es avascular. Los vasos sanguíneos de la dermis nutren las glándulas y folículos pilosos de su interior y la capa basal metabólicamente activa de la epidermis.
Una característica especial del riego sanguíneo de la piel es la presencia de numerosas anastomosis arteriovenosas que regulan el flujo sanguíneo a través del lecho capilar y ayudan a mantener la temperatura corporal.

Enfoque clínico
Úlceras de decúbito: una circulación sanguínea adecuada en la piel es esencial para una piel sana. Cuando una persona permanece tumbada en la cama durante mucho tiempo, el flujo sanguíneo dérmico se reduce en las regiones donde el cuerpo presiona contra la cama. Como resultado, se produce coelinecrosis en estas regiones, lo que conduce a la ulceración. Las úlceras así producidas se denominan úlceras de decúbito o úlceras por presión.

3.1.10 Terminaciones nerviosas en la piel

Los nervios presentes en la piel pueden clasificarse en:

- Nervios motores, es decir, fibras nerviosas autónomas capaces de activar las glándulas y controlar el flujo sanguíneo;
- Nervios sensoriales, es decir, fibras nerviosas somáticas que inervan la piel a través de un gran número de terminaciones nerviosas sensoriales capaces de transportar distintos tipos de sensaciones de la piel al interior.

3.1.10.1 Terminaciones nerviosas sensoriales en la piel

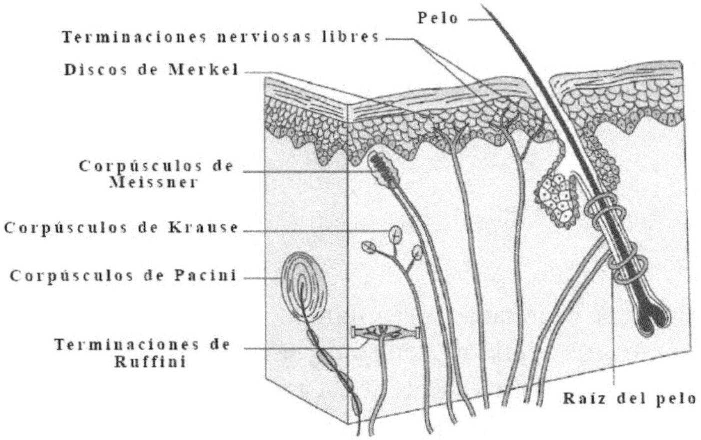

En la piel pueden observarse las siguientes terminaciones nerviosas sensoriales:

- Las terminaciones nerviosas libres recorren la epidermis y transmiten sensaciones relacionadas con el dolor y la temperatura;
- Los discos de Merkel terminan en las células de Merkel de la capa basal y actúan como mecanorreceptores;
- Los corpúsculos de Meissner están situados en las papilas dérmicas y funcionan como mecanorreceptores para detectar el tacto ligero;
- Los corpúsculos de Pacini están presentes en la dermis y actúan como mecanorreceptores para la detección de la presión y la vibración profunda;
- Las terminaciones de Ruffini están situadas en la profundidad de la dermis y funcionan como receptores de calor;
- Los corpúsculos de Krause están situados en la parte superficial de la dermis y tienen la función de termorreceptores sensibles al frío;
- Los plexos radiculares representan los plexos de fibras nerviosas alrededor de las raíces de los folículos pilosos, que funcionan como receptores táctiles para detectar el movimiento.

Todos los receptores cutáneos se encuentran en la dermis, salvo las terminaciones nerviosas libres y los discos de Merkel, que se hallan en la epidermis.

3.1.11 Cicatrización de las heridas

La cicatrización de una herida se produce en tres fases definidas:

- Inflamación
- Proliferación
- Maduración

Durante la inflamación, las superficies lesionadas se inflaman, lo que conduce a la formación de coágulos sanguíneos y restos celulares dentro de la abertura formada en la piel. Este proceso se produce ya en las primeras horas y hace que los fagocitos y los fibroblastos migren hacia el coágulo sanguíneo. A continuación, los fagocitos eliminan el coágulo sanguíneo y los restos celulares, mientras que los fibroblastos segregan las fibras de colágeno necesarias para unir las superficies cortadas.

En la fase de proliferación, las células epiteliales proliferan a través del coágulo. La epidermis se agrupa y crece hacia arriba hasta recuperar su grosor regular. En esta fase se forma tejido de granulación, formado por nuevos brotes capilares, fagocitos y fibroblastos.

Los fibroblastos siguen segregando fibras de colágeno mientras el coágulo y todas las bacterias se eliminan por fagocitosis. El coágulo formado sobre el nuevo tejido se convierte en una costra y se separa del resto del tejido en unos 3-10 días.

Durante la maduración, el tejido de granulación es sustituido por tejido cicatricial fibroso.

La cicatrización de una herida puede ser de dos tipos:

- *Cicatrización primaria (o de primera intención):* la cicatrización primaria se produce tras una destrucción mínima del tejido, cuando los bordes dañados de la herida son opuestos y están próximos entre sí.
- *Cicatrización secundaria (o de segunda intención):* La cicatrización secundaria se produce tras la destrucción de grandes cantidades de tejido o cuando los bordes de una herida no pueden unirse.

Las fases de cicatrización siguen siendo las mismas en ambos tipos.

3.1.12 Quemaduras cutáneas

Las quemaduras cutáneas suelen estar causadas por el calor, la electricidad o por sustancias químicas. Las quemaduras cutáneas se clasifican en primer grado, segundo grado o tercer grado según su gravedad.
Quemaduras de primer grado

- Sólo destruye la epidermis;
- Los síntomas observables son enrojecimiento, dolor y edema (hinchazón);
- Pérdida de la capa superficial unos días después.

Quemaduras de segundo grado

- Afecta a la epidermis y parte de la dermis;
- Además de los síntomas que también se observan en las quemaduras de primer grado, también se incluye la aparición de ampollas;
- Se cura completamente en pocas semanas.

Quemadura de tercer grado

- Destruye completamente tanto la epidermis como la dermis y, con frecuencia, parte del músculo subyacente;
- La piel tiene un aspecto ceroso y está entumecida al tacto;
- Aparición de heridas;
- El tejido cicatricial se forma durante la curación;
- La curación completa requiere un injerto cutáneo.

Se consideran quemaduras graves las de tercer grado que afecten al 10% de la superficie corporal, o las de segundo grado que afecten a más del 25% de la superficie corporal.

Superficie total estimada de piel
La superficie total de piel que cubre todo el cuerpo humano es de entre 1,5 y 2,0 metros cuadrados.
Estimar el porcentaje de superficie dañada en las quemaduras es importante para tratar al paciente con líquido intravenoso que pueda complementar los líquidos perdidos debido al daño tisular.
La regla del nueve es una regla utilizada para estimar rápidamente la superficie afectada por la quemadura. Según esta regla, la superficie total del cuerpo se divide en regiones,

cada una de las cuales representa el 9%, o un múltiplo del 9%, de la superficie total de la piel.
Como alternativa, la regla del área de la mano permite obtener una estimación aproximada de la superficie afectada por la quemadura observando la mano del paciente. Según esta regla, la superficie de la mano del paciente corresponde aproximadamente al 1% de la superficie corporal total.

Regiónes corporales	% de superficie cutánea
Cabeza y cuello (incluye superficie anterior y posterior)	9 (4,5 + 4,5)
Miembro superior derecho (incluye superficie anterior y posterior)	9 (4,5 + 4,5)
Miembro superior izquierdo (incluye superficie anterior y posterior)	9 (4,5 + 4,5)
Superficie anterior del tronco	18 (9 x 2)
Superficie posterior del tronco (incluye las nalgas)	18 (9 x 2)
Miembro inferior derecho (incluye superficie anterior y posterior)	18 (9 + 9)
Miembro inferior izquierdo (incluye superficie anterior y posterior)	18 (9 + 9)
Perineo	1
Total	100

Regeneración cutánea
La piel tiene una gran capacidad de regeneración y reparación. Por eso el injerto de piel es un procedimiento bastante frecuente en cirugía plástica, sobre todo tras las quemaduras. Cuando se elimina parte de la epidermis, la reparación y la regeneración tienen lugar a través de la actividad proliferativa de la capa germinal; sin embargo, no hay proceso de regeneración en los folículos pilosos.
En los casos en que la dermis permanece intacta, el patrón de las crestas papilares (huellas dactilares) se reproduce como antes. En cambio, cuando la dermis está dañada, las crestas papilares se regeneran, pero no se ajustan al patrón original.

3.2 Fascia superficial

La fascia superficial representa una capa subcutánea de tejido areolar laxo que conecta la dermis de la piel con la fascia profunda subyacente y permite la movilidad de la dermis sobre las estructuras subyacentes.
Está ricamente infiltrada de grasa, cuya cantidad varía en las distintas partes del cuerpo. Las únicas zonas en las que la fascia superficial no contiene grasa son los párpados, el oído externo, el pene y el escroto.
La cantidad de grasa de la capa superficial tiende a ser mayor en las mujeres y en los niños. Esta capa es el principal factor responsable de la silueta femenina; de hecho, existen depósitos especiales de grasa en zonas específicas que forman los caracteres sexuales secundarios femeninos. Estas regiones se encuentran en la región glútea y lumbar, la parte anterior del muslo, la pared abdominal anterior por debajo de la zona umbilical, los senos, la región deltoidea y la región torácica y cervical.

3.2.1 Funciones de la fascia superficial

Las funciones de la fascia superficial son las siguientes:

- Forma una capa aislante en profundidad respecto a la piel;
- Es responsable de la silueta del cuerpo humano;
- Permite que la piel tenga la movilidad necesaria para moverse sobre las estructuras subyacentes;
- Facilita el paso de nervios, vasos y ganglios linfáticos;
- Actúa como elemento protector y "amortiguador" en determinadas regiones del cuerpo donde hay una gran acumulación de grasa.

Enfoque clínico
Inyecciones subcutáneas: las inyecciones subcutáneas son dolorosas debido a la presencia de receptores del dolor en la zona.

Los fármacos administrados por esta vía se absorben lentamente porque el tejido subcutáneo tiene escaso riego sanguíneo. Generalmente, sólo se administran por vía subcutánea pequeñas dosis (0,5-1 ml) de fármacos hidrosolubles.
Un ejemplo de ello son las inyecciones de insulina en las personas diabéticas, que se administran por vía subcutánea en pequeñas dosis para una liberación lenta a largo plazo.
Las zonas preferidas para las inyecciones subcutáneas son las siguientes:

- Parte posterior del brazo,
- Parte anterior del antebrazo,
- Pared abdominal anterior,
- Parte anterior del muslo.

3.3 Fascia profunda

La fascia profunda representa una membrana dura e inelástica formada por tejido fibroso que rodea el cuerpo en la parte más profunda del tejido subcutáneo.
La fascia profunda tiene la función de mantener los tejidos corporales en su sitio y sostiene la forma del cuerpo. Está bien marcada en las extremidades y el cuello. En las extremidades, tiene septos, llamados septos intermusculares, que se sitúan entre los grupos musculares y permiten la fijación al periostio del hueso. Estos septos permiten que un grupo de músculos se contraiga individualmente y se deslice libremente sobre los grupos musculares adyacentes.
En el cuello, la fascia profunda se caracteriza por tres capas:

- *Capa que recubre la fascia cervical*, que envuelve las estructuras del cuello;
- *Fascia pretraqueal*, que se extiende en la parte anterior de la tráquea;
- *Fascia prevertebral,* que se desarrolla en la parte cervical de la columna vertebral. Esta conformación hace que el cuello se divida en dos compartimentos: compartimiento visceral y compartimiento musculoesquelético.

Regiones sin fascia profunda
La fascia profunda es ausente en las siguientes regiones:

- Cara
- Pecho
- Pared abdominal anterior
- Pene y escroto

- Fosa isquiorrectal

3.3.1 Variaciones de la fascia profunda

Las posibles variaciones de la fascia profunda incluyen las siguientes tipologías:

- Retináculos
  En algunas regiones, la fascia profunda se vuelve más gruesa, de modo que forma bandas bastante gruesas cuya función es mantener los tendones de los músculos largos en la posición correcta y evitar que se doblen durante el movimiento. Estas bandas se denominan retináculos flexores y extensores y pueden observarse alrededor de las articulaciones de la muñeca y el tobillo.

- Aponeurosis
  En las palmas de las manos y las plantas de los pies se observa un engrosamiento de la fascia profunda, que forma la llamada aponeurosis palmar y plantar. Esta conformación consiste en una gruesa capa de tejido fibroso necesaria para la fijación de los músculos y la protección de las estructuras internas subyacentes. Las aponeurosis palmar y plantar representan respectivamente, los tendones degenerados de los músculos palmar y plantar.

- Vainas fibrosas
  La fascia profunda, en algunas regiones del cuerpo, se vuelve tan densa que forma una vaina alrededor de los haces neurovasculares, concretamente:
    - *Vaina carotídea,* que encierra la arteria carótida, la vena yugular interna y el nervio vago;
    - *Vaina axilar,* que encierra la arteria axilar y la vena axilar. En este caso, la fascia profunda es densa alrededor de la arteria y bastante laxa alrededor de las venas, lo que les permite relajarse.

- Cápsulas fibrosas
  En algunas zonas del cuerpo, la fascia profunda se divide para formar una cápsula que puede encerrar una glándula. Es el caso de la glándula parótida, la glándula submandibular, la glándula tiroides, etc.

- Membranas interóseas
  En el antebrazo y la pierna, la fascia profunda presenta variaciones necesarias para formar las membranas interóseas.

- Septos intermusculares
  En las extremidades, la fascia profunda desarrolla septos fibrosos a partir de su superficie profunda; éstos tienen la misión de soportar la formación de compartimientos musculares.

- Vainas flexoras fibrosas
  En las superficies flexoras de los dedos de manos y pies, la fascia profunda se engrosa para formar la vaina flexora fibrosa, que rodea los tendones flexores largos. Estas vainas, llamadas vainas sinoviales digitales, impiden que los tendones se doblen y abandonen su posición natural.

- Ligamentos
  Los ligamentos de las articulaciones se consideran bandas gruesas situadas en la fascia profunda.

- Vaina fascial
  La vaina fascial forma una envoltura alrededor de ciertos músculos. Un ejemplo de ello es la fascia ilíaca.

3.3.2 Terminaciones nerviosas en la fascia profunda

La fascia profunda es extremadamente sensible. Su irrigación nerviosa procede de:

- Nervios que llegan a la piel superpuesta,
- Nervios que irrigan los músculos dentro de la fascia profunda.

3.3.3 Funciones de la fascia profunda

Las principales funciones de la banda profunda son las siguientes:

- Mantener las estructuras subyacentes en la posición correcta y conservar el perfil superficial característico de las extremidades y el cuello;
- Proporcionar una superficie útil adicional para la fijación muscular;
- Facilitar el drenaje venoso y linfático;
- Unir los huesos a través de las membranas interóseas;
- Mantener los tendones largos en la posición correcta para que no se dañen, también favorecer el deslizamiento durante el movimiento.

Enfoque clínico

Dado que la fascia profunda define los planos fasciales entre los músculos, estos últimos pueden representar vías potenciales para la propagación de infecciónes.

El pus tiende a penetrar por las líneas de menor resistencia presentes en los planos de la fascia profunda. Por tanto, el pus puede detectarse siguiendo los canales formados por la fascia profunda alrededor de los vasos sanguíneos y los músculos. Por ejemplo, el pus presente en la raíz del cuello puede llegar al brazo a través de la vaina axilar.

El pus presente en la columna torácica tuberculosa puede penetrar en la región inguinal a través de la fascia ilíaca.

La fascia profunda es menos pronunciada, es decir, menos fácil de observar, en la región de la pared abdominal anterior. Por este motivo, suele considerarse ausente.

Información clave

El órgano más grande del cuerpo	Piel
Piel más gruesa en el cuerpo	Palmas de las manos, plantas de los pies
Piel más fina en el cuerpo	Glande del pene, párpados, tímpano
Trastorno cutáneo congénito más frecuente	Lunares
Causa de los lunares	Melanocitos presentes en grupos de alta densidad
Región donde es más frecuente el cáncer de piel	Cara
Tipo más frecuente de cáncer de piel	Carcinoma
El exoesqueleto en los humanos puede observarse en	Cabello y uñas
Receptor sensorial más grande que la piel	Corpúsculos de Pacini
Tipo de vello más común en el cuerpo humano	Pelo velloso y permanente
Región con mayor número de glándulas sudoríparas	Frente, palmas de las manos, plantas de los pies
Región con mayor número de glándulas sebáceas	Cuero cabelludo
Región en la que la fascia superficial está dotada de abundantes cantidades de grasa	Pecho, nalgas, caderas, pared abdominal anterior
Región en la que la fascia superficial está desprovista de grasa	Pene, escroto, párpados
Cáncer más frecuente del tejido subcutáneo	Lipoma
Regiones sin fascia profunda	Cara, genitales externos

Capítulo 4
El sistema esquelético

Introducción

El sistema esquelético está compuesto por hueso y cartílago. Ambos están formados por un tejido conjuntivo especializado llamado tejido esquelético, que es capaz de soportar el peso sin doblarse. Además, este tejido se caracteriza por una considerable resistencia a la tracción.
Aunque el tejido esquelético está formado por los mismos componentes (por ejemplo, células, matrices) que el tejido conjuntivo general, difiere desde un punto de vista físico, ya que su matriz se solidifica.

Las funciones del sistema esquelético son las siguientes:

- Formación de la estructura rígida del cuerpo;
- Protección de las vísceras (cerebro, corazón, pulmones, etc.) frente a posibles lesiones procedentes del exterior;
- Proporciona al cuerpo una amplia gama de movimientos.

4.1 Esqueleto axial y esqueleto apendicular

Para facilitar su estudio, el esqueleto se divide en dos categorías: esqueleto axial y esqueleto apendicular.

4.1.1 Esqueleto axial

El esqueleto axial está formado por huesos y cartílagos situados cerca del eje central del cuerpo.

Incluyen el cráneo, los huesecillos auditivos, el hueso hioides, la columna vertebral y la caja torácica:

- Cráneo: consta de dos conjuntos de huesos, los huesos craneales que forman el cráneo y los huesos faciales.
- Conducto auditivo externo: son los huesecillos auditivos, los tres huesecillos de cada cavidad auditiva.
- Hueso hioides: situado encima de la laringe y debajo del maxilar inferior.
- Columna vertebral: está formada por 26 huesos individuales o móviles (vértebras).
- Caja torácica: representa la estructura ósea y cartilaginosa del tórax e incluye 12 pares de costillas con cartílagos costales y esternón.

4.1.2 Esqueleto apendicular

El esqueleto apendicular tiene una estructura simétrica bilateral y comprende los huesos de las extremidades superiores e inferiores, las articulaciones óseas que anclan estas extremidades al esqueleto axial.

- Cintura pectoral: está formada por dos pares de escápulas y clavículas. No es una cintura completa, ya que sólo está unida anteriormente.
- Huesos de la extremidad superior: cada extremidad superior contiene el húmero, el radio y el cúbito en el brazo y el antebrazo, y los huesos del carpo, los metacarpianos y las falanges en la mano.
- Cintura pélvica: está formada por los dos huesos de la cadera. Es una cintura completa, ya que está unida anteriormente a la sínfisis púbica y posteriormente al sacro de la columna vertebral.
- Huesos de las extremidades inferiores: cada extremidad inferior contiene el fémur en el muslo; la tibia y el peroné en el muslo; y los huesos tarsianos, metatarsianos y falanges en la parte interna del pie.

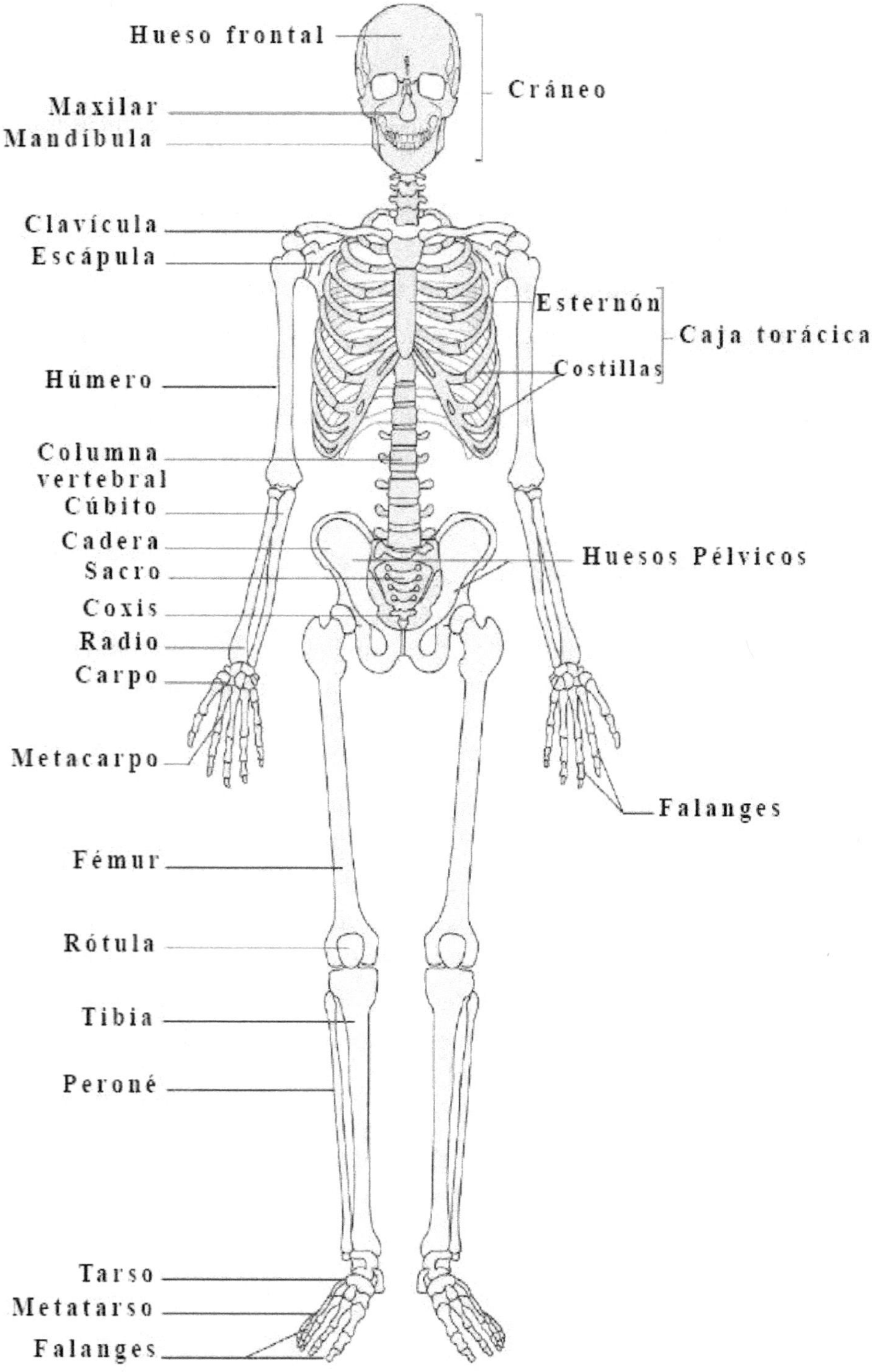
Hueso frontal
Cráneo
Maxilar
Mandíbula
Clavícula
Escápula
Esternón
Caja torácica
Costillas
Húmero
Columna vertebral
Cúbito
Cadera
Sacro
Huesos Pélvicos
Coxis
Radio
Carpo
Metacarpo
Falanges
Fémur
Rótula
Tibia
Peroné
Tarso
Metatarso
Falanges

4.2 Huesos

Los huesos representan un tercio del tejido conjuntivo. Están formados por más de un 60% de sales de calcio, principalmente fosfato cálcico, carbonato cálcico y, en menor medida, otros tipos de sales. Su composición los hace extremadamente duros y rígidos, así como resistentes a las fuerzas de compresión de la elevación pesos y fuerzas de alto impacto de movimientos como el salto.

Regiones esqueléticas	Número de huesos
Esqueleto axial	
Cráneo	8
Ioideo	1
Canal auditivo	6
Columna vertebral	26
Esternón	1
Costillas	24

Regiones esqueléticas	Número de huesos
Esqueleto apendicular	
Clavícula	2
Escápula	2
Homer	2
Cúbito	2
Radio	2
Carpiano	16
Metacarpo	10
Falange del miembro superior	28
Fémur	2
Peroné	2
Tibia	2
Rótula	2
Tarso	14
Metatarso	10
Falange del miembro inferior	28

Los tejidos conjuntivos orgánicos, formados en gran parte por fibras de colágeno, son responsables de la fuerza y la flexibilidad necesarias para resistir las fuerzas de tracción. En términos de resistencia, los huesos pueden compararse a materiales como el hierro y el acero.

A pesar de su dureza y alto contenido en calcio, los huesos son un tejido vivo propiamente dicho. Se caracterizan por una gran vascularización, un reciclaje constante del calcio que contienen y un patrón de crecimiento observable.

Los huesos, como otros tejidos del cuerpo, también están sujetos a enfermedades y son capaces de curarse tras una fractura. Lo que los distingue es una mayor capacidad regenerativa que cualquier otro tejido del cuerpo, a excepción de la sangre. El tejido óseo puede moldearse y modificarse según los cambios resultantes de la tensión y el esfuerzo que soporta. Por eso, en caso de no utilización, los huesos tienden a atrofiarse, mientras que en caso de sobrecarga tienden a hipertrofiarse.

4.2.1 Funciones de los huesos

Las principales funciones de los huesos son las siguientes

- Los huesos son esenciales para el sostén del cuerpo humano, para darle forma y para resistir todas las formas de tensión externa.
- El sistema óseo proporciona la superficie necesaria para la fijación de músculos, tendones y ligamentos.
- Los huesos desempeñan el papel de palancas durante las acciones y movimientos musculares.
- El cráneo, la columna vertebral y la caja torácica protegen órganos fundamentales como el cerebro, la columna vertebral, el corazón y los pulmones.
- La médula ósea produce las células sanguíneas.
- Los huesos almacenan el 97% del calcio y el fósforo del organismo.
- La médula ósea contiene las células del sistema reticuloendotelial, fagocitos que desempeñan un papel importante en las respuestas inmunitarias del organismo.

4.2.2 Estructura microscópica de los huesos

Los huesos representan tejido conjuntivo especializado y constan de tres componentes:

- Células
- Sustancia fundamental
- Fibras

La sustancia fundamental y las fibras forman juntas la sustancia intercelular o la matriz sujeta a mineralización. Las células óseas, por su parte, pueden dividirse en osteoblastos, osteocitos y osteoclastos.

4.2.2.1 Osteoblastos

Los osteoblastos derivan de células madres pluripotentes localizadas en el mesénquima, el periostio y el endostio. Estas células segregan osteoide, que es una matriz no mineralizada formada por proteoglicanos, glucoproteínas y fibras de colágeno de tipo I.
Para que se produzca la mineralización, los osteoblastos segregan osteocalcina y fosfatasa alcalina, que liberan el calcio y los radicales de fosfato.
Los osteoblastos también liberan vesículas de la matriz capaces de concentrar calcio y fosfato, los factores más importantes y fundamentales para la mineralización.
Los osteoblastos sufren mitosis y son las células precursoras de los osteocitos.

4.2.2 Osteocitos

Los osteocitos derivan de los osteoblastos: cuando un osteoblasto está rodeado de matriz, se convierte en osteocito.
Son células aplanadas con numerosos procesos citoplasmáticos. Se encuentran en espacios dentro de la matriz (lagunas y canalículos). Los osteocitos, a diferencia de los osteoblastos, no sufren mitosis.
Los canalículos se extienden desde cada laguna y permiten la difusión de material nutritivo para que las células permanezcan vivas en la matriz calcificada. Mantienen el hueso mediante su actividad osteogénica y osteoclástica equilibrada.
Las células segregan fosfatasa alcalina para mantener la calcificación y, tras su muerte, la matriz se descalcifica.

4.2.2.3 Osteoclastos

Los osteoclastos son el resultado de la fusión de células no comprometidas de la médula ósea, relacionadas con un tipo de glóbulo blanco llamado monocito, similar a la formación de células gigantes resultante de la fusión de macrófagos. Los osteoclastos son, por tanto, células grandes con múltiples núcleos y proporcionan apoyo durante el proceso de resorción ósea, por lo que desempeñan un papel importante en la remodelación ósea. Los osteoclastos se observan en depresiones poco profundas del hueso llamadas lagunas de Howship. Estas células no están sujetas a mitosis.

4.2.2.4 Sustancia fundamental

La sustancia fundamental contiene los siguientes elementos:

- Proteoglicanos que contienen una cadena lateral de glicosaminoglicanos (GAGs), en particular condroitín sulfato y queratán sulfato.
- Glicoproteínas como la osteonectina y la osteocalcina, una proteína fijadora del calcio.
- Componente mineral que incluye hidroxiapatita (cristales de fosfato cálcico), iones citrato e iones bicarbonato. El componente mineral está formado principalmente por cristales de hidroxiapatita de fosfato cálcico y contribuye a la dureza y rigidez del hueso.
- Agua (líquido tisular) que contribuye a un bajo grado de hidratación ósea (alrededor del 7%).

4.2.2.4 Fibras

Las fibras óseas son fibras de colágeno de tipo I y proporcionan resistencia a la tracción.

4.2.3 Clasificación de los huesos

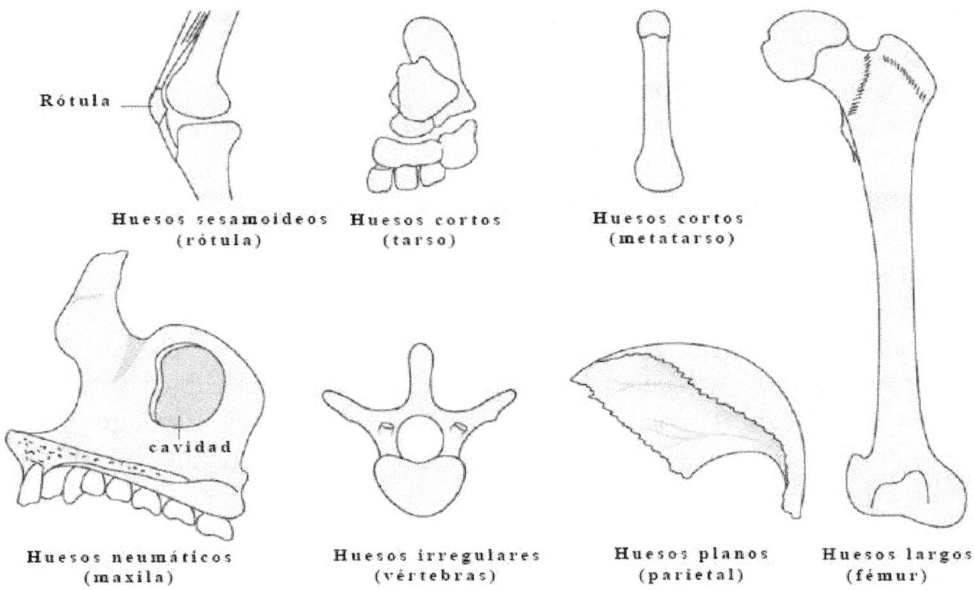

En general, los huesos pueden clasificarse siguiendo tres enfoques:

- Según la forma
- Según la estructura
- Según en el desarrollo

4.2.3.1 Clasificación según la forma

Según su forma y tamaño, los huesos pueden clasificarse en las siguientes categorías:

- Huesos largos
  Cada hueso largo tiene una forma en la que la longitud supera a la anchura y al grosor. Son huesos de carga que suelen colocarse verticalmente en el cuerpo, en las extremidades, donde actúan como palancas de los músculos conectados a ellos. Estos huesos suelen constar de tres partes: un eje tubular alargado, llamado diáfisis, y dos extremos expandidos llamados epífisis.
  Los huesos largos también tienen una cavidad medular en la que está contenida la médula ósea.
  Ejemplos de huesos largos son:
  - Los huesos largos típicos son el húmero, el radio, el cúbito, el fémur, la tibia y el peroné;
  - Huesos largos con una sola epífisis, como los metacarpianos, metatarsianos y falanges;
  - Huesos largos sin cavidad medular, como la clavícula.

- Huesos cortos
  Son huesos pequeños que suelen caracterizarse por su forma cúbica y, por tanto, tienen seis superficies. Todos los huesos cortos se osifican en cartílago en algún momento después del nacimiento. Las excepciones son el astrágalo, el calcáneo y el cuboides, porque comienzan su osificación antes del nacimiento.
  Ejemplos de huesos cortos son el carpo y el tarso.

- Huesos planos
  Esta categoría de huesos se caracteriza por una forma plana y se encuentra sobre todo como estructura de conexión entre las cavidades del cuerpo.
  Algunos ejemplos son las costillas, el esternón, la escápula y los huesos de la bóveda craneal.

- Huesos irregulares
  Representan los huesos que no pueden incluirse en ninguna de las categorías anteriores.
  Este grupo también incluye los huesos neumáticos, que tienen pequeñas cavidades llenas de aire que están directamente conectadas con las fosas nasales. Este tipo de huesos aligera el cráneo y facilita la respiración. Entre ellos están los huesos maxilar, frontal, etmoides y esfenoides.

- Huesos sesamoideos
  Esta categoría incluye los nódulos óseos presentes en tendones o cápsulas articulares. Estos huesos no tienen periostio y se osifican tras el nacimiento. Rozan

la superficie convexa de los huesos durante los movimientos articulares. La superficie de contacto está compuesta por cartílago hialino y lubricada por una membrana sinovial.
La función de los huesos sesamoideos es resistir la presión, reducir la fricción, mantener la circulación local y cambiar la dirección de la tracción muscular.
Algunos ejemplos son la rótula y el pisiforme.

- Huesos auxiliares (supernumerarios)
  Son huesos que generalmente no están presentes en el cuerpo y que, cuando están presentes, no causan ningún daño ni peligro. A menudo pueden aparecer como epífisis desunidas desarrolladas a partir de centros de osificación o como un fallo enlafusión de una epífisis. Algunos ejemplos son los huesos suturales (tubérculo lateral del astrágalo). En la práctica médico-legal, los huesos accesorios pueden confundirse con fracturas; sin embargo, este tipo de huesos suelen ser bilaterales y tener una superficie lisa sin presencia de callosidades.

- Huesos heterotópicos
  Este grupo incluye los huesos que pueden desarrollarse dentro del tejido blando. Un ejemplo son los jinetes, que pueden desarrollar huesos en los músculos aductores.

4.2.3.2 Clasificación según la estructura

Desde un punto de vista *macroscópico,* la estructura de un hueso puede distinguirse en compacta o esponjosa.
En general, la mayoría de los huesos del cuerpo humano tienen una estructura de base externa compacta y una región entera esponjosa.
Por ejemplo, en los huesos largos, el fuste está formado por un hueso compacto caracterizado por una forma cilíndrica que rodea la cavidad central llamada cavidad medular. Los extremos de los huesos largos están formados por huesos esponjosos envueltos en una fina capa de hueso compacto.
En cambio, en los huesos planos como los del cráneo, el hueso esponjoso se encuentra entre dos capas de hueso compacto. La parte esponjosa se denomina diploe craneal, mientras que las partes externa e interna se denominan meseta.
Sólo la concha nasal es una excepción, ya que está formada exclusivamente por hueso esponjoso.

Huesos compactos

Los huesos compactos tienen una estructura densa muy parecida al marfil a pesar de ser extremadamente porosos. Normalmente, este tipo de estructura se encuentra en los huesos largos y en los huesos en corteza. Los huesos de este tipo son el resultado de una evolución adaptativa a las fuerzas de flexión y torsión.
El hueso compacto está formado por láminas de colágeno y osteona

- Láminas óseas
  El hueso compacto está formado por tres tipos de láminas óseas:
  - *Láminas concéntricas* que rodean el Canal de Havers;
  - *Láminas intersticiales,* que se encuentran entre los osteones. Son restos de antiguas laminillas circunferenciales externas o antiguos sistemas de Havers;
  - *Láminas circunferenciales, que* son placas planas que se extienden alrededor del hueso.

- Osteona
  También llamado sistema de Havers, consta de un canal central (o canal de Havers) y está rodeado de laminillas óseas concéntricas.
  El canal de Havers discurre paralelo al eje largo del hueso y contiene vasos sanguíneos, nervios y tejido conjuntivo laxo. Las laminillas concéntricas, normalmente entre 4 y 20, forman anillos alrededor del canal central. Los osteocitos se sitúan entre los anillos laminares, en las lagunas. Las lagunas se comunican entre sí a través y entre las laminillas, y con el canal central a través de numerosos canalículos.
  Los canales de Havers están revestidos por el endostio y se comunican entre sí, con la cavidad medular y con la superficie del hueso gracias a los numerosos canales de Volkmann. Estos últimos se desarrollan perpendicularmente al eje largo del hueso. Los vasos sanguíneos del periostio o endostio entran en el hueso através de los canales de Volkmann. Los canales de Havers reciben vasos sanguíneos de los canales de Volksmann. De este modo, los osteítos reciben nutrientes y eliminan productos de desecho a través del sistema de canales.

Huesos esponjosos
En los huesos esponjosos, también llamados trabeculares, se puede observar fácilmente una estructura abierta formada por un entrelazamiento de placas óseas delgadas (trabéculas) entre las que hay espacios que contienen médula ósea
Los huesos esponjosos representan una evolución adaptativa a las fuerzas de compresión.

Las trabéculas están formadas por láminas superpuestas y no forman un sistema de Havers, ya que se alimentan a través de los vasos sanguíneos de los tejidos que las rodean. Su superficie tiene una capa de osteoblastos.

Enfoque clínico
Las trabéculas se orientan a lo largo de la línea de tensión dentro de un hueso. Si la dirección de la tensión de carga se modifica ligeramente, por ejemplo debido a una fractura que no cicatriza correctamente, el patrón trabecular se realinea con las nuevas líneas de tensión.
Por eso los pacientes ancianos suelen quejarse del dolor en el lugar de la fractura.

Desde un punto de vista *microscópico,* los huesos pueden clasificarse en dos categorías: huesos laminares y huesos de fibra tejida.
Esta clasificación se basa en la disposición de los distintos componentes de la matriz.

- Hueso de fibra tejida: los fascículos de colágeno y los cristales óseos de un hueso tejido se disponen aleatoriamente para formar una red parecida a la trama de un tejido. Ejemplos de este tipo de hueso pueden verse en el hueso fetal joven y en las callosidades de los lugares de reparación de fracturas.

- Hueso laminar: en el hueso laminar, la matriz mineralizada se dispone en finas capas (laminas). Las láminas se disponen en dos patrones diferentes:
  - En unidades cilíndricas concéntricas (sistema de Havers) presentes en los huesos compactos;
  - En ramas y placas curvadas y anastomosadas como las que se encuentran en los huesos esponjosos.

Todos los huesos presentes en los individuos adultos son laminares.

4.2.3.3 Clasificación según el desarrollo

Según el proceso de desarrollo (osificación), los huesos pueden dividirse en tres categorías:

- Huesos membranosos
  Esta categoría incluye los huesos de revestimiento que se osifican en la membrana mediante osificación intramembranosa o mesenquimatosa.

Algunos ejemplos son los huesos faciales y la bóveda craneal.

- Huesos cartilaginosos
  Este grupo representa los huesos que se osifican en cartílago mediante osificación intracartilaginosa o endocondral. Se trata de huesos derivados de modelos cartilaginosos preformados.
  Algunos ejemplos son los huesos de las extremidades, la caja torácica y la columna vertebral.
- Huesos membranoso-cartilaginosos
  Esta clasificación incluye los huesos que se osifican en parte en la membrana y en parte en el cartílago.
  Algunos ejemplos son la clavícula, la mandíbula, el esfenoides y la frente temporal y occipital.

4.2.4 Estructura general de los huesos largos

El examen a simple vista de las secciones transversales y longitudinales de un hueso largo permite identificar las siguientes partes:

- Vástago central
  El vástago central representa la parte alargada entre dos extremos expandidos. Esta parte del hueso está formada por una gruesa capa exterior de hueso compacto (corteza) que encierra la cavidad medular, proporcionando así la máxima resistencia con un material y un peso reducidos. La cavidad medular es rica en médula ósea amarilla (al nacer está llena de médula ósea roja y participa en la hematopoyesis activa).

- Extremidades
  Las extremidades son nudosas y expandidas, y están formadas en gran parte por hueso esponjoso cubierto por una fina envoltura de hueso compacto. Los extremos del hueso largo están cubiertos de cartílago articular hialino y participan en la formación de las articulaciones.

4.2.4.1 Periostio y endostio

Las superficies externas de todos los huesos están cubiertas por una membrana fibrosa gruesa llamada periostio, mientras que sus superficies internas están cubiertas por una membrana fibrosa fina llamada endostio. Tanto el periostio como el endostio contienen células osteoprogenitoras, osteoblastos y osteoclastos que son esenciales para la formación, remodelación y reparación óseas.

El periostio es una membrana fibrosa gruesa que recubre toda la superficie del hueso, a excepción de las zonas cubiertas por cartílago articular. En el extremo articular, el periostio se une a la cápsula articular. Consta de dos capas: una capa fibrosa externa densa y una capa celular interna de naturaleza osteogénica.

El periostio está unido al hueso subyacente por fibras de colágeno extrínsecas, las fibras de Sharpey. Se trata de fibras gruesas de colágeno que se extienden hacia el interior para penetrar en la matriz ósea (tejido óseo cortical externo), fijando así el periostio al hueso.

Las funciones del periostio son las siguientes:

- Proteger y mantener la forma del hueso;
- Alimentar la parte externa de la corteza subyacente a través de numerosas arterias periósticas;
- Proporcionar un punto de unión para los ligamentos, tendones, músculos y septos intermusculares;
- Proporcionar capacidad regenerativa al hueso.

El endostio es una membrana celular que recubre la cavidad medular del vástago óseo. Los osteoblastos y las células osteoprogenitoras que se encuentran en el endostio desempeñan un papel importante en la remodelación y reparación óseas.

El foramen nutricio suele estar presente cerca de la parte central del vástago para permitir la entrada de la arteria nutricia.

Enfoque clínico

El periostio es importante en la reparación de fracturas, ya que tiene la capacidad única de formar hueso nuevo.

El periostio es muy sensible al dolor, en particular al desgarro y a la tensión. Por tanto, la punción del hueso sin anestesia es muy dolorosa. Por la misma razón, cuando la aguja penetra en el periostio durante una inyección intramuscular, el paciente experimenta un dolor intenso.

4.2.4.2 Médula ósea-hueso

La médula ósea es un tejido vascular blando y laxo formado por una delicada red de fibras reticulares y diversos tipos de células. Es la sede principal de la hematopoyesis y está presente en la cavidad medular de los huesos largos y en las cavidades de los huesos esponjosos.
La médula ósea puede dividirse en dos categorías según su aspecto en el examen macroscópico.

- Médula ósea roja
- Médula ósea amarilla

La médula ósea roja es vascular y, como su nombre indica, se caracteriza por su color rojo debido a la presencia de glóbulos rojos. Está formada por una red de finas fibras reticulares que contienen células sanguíneas, que presentan todos los estadios de desarrollo: glóbulos rojos inmaduros (nucleados), glóbulos rojos maduros (no nucleados), mieloblastos, mielocitos, granulocitos, megacariocitos, etc.
Al nacer está presente en todos los huesos del cuerpo y es un lugar importante de hematopoyesis; con la edad, la médula presente en la cavidad medular de los huesos largos se sustituye gradualmente por médula amarilla. En los adultos, puede observarse médula roja en los huesos esponjosos, como el esternón, los huesos del cráneo, la cresta ilíaca, las vértebras, etc.
La médula amarilla está formada principalmente por tejido adiposo. Sin embargo, en ella se encuentran pocos elementos hematopoyéticos. En determinadas condiciones, como una hemorragia grave o hipoxia, la médula amarilla se convierte en médula roja.

Enfoque clínico
Aspiración de médula ósea: los médicos suelen realizar este procedimiento con fines diagnósticos. Los lugares habituales para la aspiración de médula ósea son: el esternón, las espinas ilíacas anterior y posterior de los huesos de la cadera, las costillas y el extremo superior de la tibia.
En los adultos, los lugares más frecuentes de aspiración de médula ósea son el manubrio esternal y las apófisis espinosas de las vértebras lumbares. En los niños, los lugares habituales de aspiración de médula ósea son las crestas ilíacas de los huesos de la cadera.

4.2.5 Estructura general de los huesos jóvenes

Como se ha detallado en las páginas anteriores, un hueso largo puede dividirse en tres partes: los dos extremos y una parte central que contiene la médula. Sin embargo, antes de que se complete la osificación, el hueso presenta una conformación diferente. En esta fase pueden distinguirse cuatro partes en el hueso:

- Epífisis
- Placas epifisarias
- Metáfisis
- Diáfisis

4.2.5.1 Epífisis

Las epífisis representan los extremos de los huesos largos y pueden clasificarse del siguiente modo:

- *Epífisis de presión:* es articular y participa en la transmisión del peso. Ejemplos: cabeza del fémur, extremidad inferior del radio, etc.
- *Epífisis de tracción:* es no articular y no participa en la transmisión del peso. Este tipo de epífisis proporciona fijación a uno o varios tendones que ejercen tracción sobre la propia epífisis.
  La epífisis de tracción tiende a osificarse más tarde que las epífisis de presión. Ejemplos: trocánter femoral y tubérculos del húmero.
- *Epífisis atávica:* representa un hueso independiente que en la especie humana se fusiona con el hueso más cercano para recibir alimento. Ejemplos: apófisis coracoides de la escápula y tubérculo lateral del astrágalo.
- *Epífisis aberrante:* no siempre está presente en el cuerpo. Es una epífisis que aparece como un extremo inusual de un hueso largo o corto. Ejemplos: epífisis del primer metacarpiano y en la base de los demás huesos metacarpianos.

4.2.5.2 Placa epifisaria

La placa epifisaria está formada por cartílago hialino y tiene la función de separar la epífisis de la diáfisis en un hueso largo durante la fase de crecimiento.
La proliferación de células dentro de esta placa cartilaginosa es responsable del crecimiento longitudinal de un hueso largo. De hecho, tras la fusión epifisaria, el hueso ya no puede crecer en longitud. El cartílago de crecimiento se nutre de las arterias metafisarias y epifisarias.

4.2.5.3 Metáfisis

Los extremos epifisarios de una diáfisis se denominan metáfisis. Cada metáfisis representa la zona de crecimiento más activa del hueso largo. Antes de que la epífisis se fusione, la metáfisis recibe abundante riego sanguíneo a través de las arterias de los extremos perióstico y epifisario.
Esta zona del cuerpo representa a menudo el área de desarrollo de la osteomielitis en los niños, debido a bacterias o émbolos que pueden quedar atrapados fácilmente en los giros venosos causando infartos. Sólo después de la fusión epifisaria se establece la comunicación vascular entre las arterias metafisarias y epifisarias. Este proceso significa que la metafisaria ya no contiene arterias terminales y no está sujeta a osteomielitis.

4.2.5.4 Diáfisis

La diáfisis representa la parte alargada típica del vástago de un hueso largo que se encuentra entre las metáfisis. La diáfisis se desarrolla a partir del centro primario de osificación.

4.3 Circulación sanguínea en los huesos

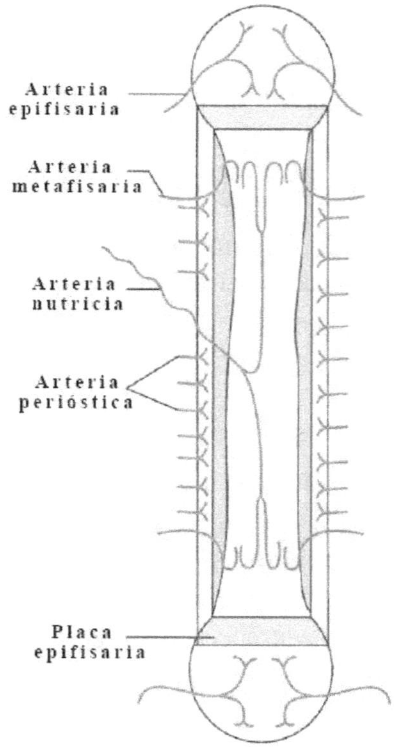

4.3.1 Circulación sanguínea en los huesos largos

El riego sanguíneo de un hueso largo procede de las siguientes fuentes:

- Arteria nutricia
  Entra en el vástago óseo a través del agujero nutricio, fluyendo en dirección oblicua a través de la corteza. Esta arteria se divide en ramas ascendentes y descendentes dentro de la cavidad medular. Cada rama arterial se divide en una serie de pequeños canales paralelos que terminan en la metáfisis adulta por

anastomosis con las arterias epifisaria, metafisaria y perióstica. La arteria nutricia suministra alimento a la cavidad medular, a los dos tercios de la corteza interna y a la metáfisis.

- Arteria perióstica
  Estas arterias son especialmente numerosas en la zona situada bajo el músculo y en los puntos de unión de los ligamentos. Se ramifican bajo el periostio y entran en los canales de Volkmann para alimentar la parte externa de la corteza.

- Arteria epifisaria
  Son arterias derivadas de las arcadas vasculares periarticulares que se encuentran en la superficie ósea no articular. Aunque en esta región hay numerosos orificios nutricios, sólo unos pocos alimentan las arterias epifisarias y metafisarias, ya que la mayoría son salidas venosas.

- Arteria metafisaria
  Estas arterias derivan de los vasos sistémicos situados en las proximidades. Llegan directamente a la metáfisis y refuerzan las ramas metafisarias de la arteria nutricia primaria.

4.3.2 Circulación sanguínea en los huesos largos menores

En los huesos largos más pequeños, la circulación sanguínea se produce de forma muy similar a la de los huesos largos tradicionales. Las únicas excepciones son las siguientes:

- La arteria nutricia entra por la parte central del vástago óseo e inmediatamente se divide para formar un plexo;
- Los vasos periósticos nutren la mayor parte de los huesos en los individuos adultos, sustituyendo a los vasos nutricios.

4.3.3 Circulación sanguínea en las vértebras

Las vértebras obtienen su alimento de tres tipos de vasos sanguíneos. Concretamente:

- Uno o varios vasos anchos pero cortos acceden a la vértebra desde la sección posterior a través del agujero basivertebral;

- Una serie de pequeños vasos sanguíneos perfora la superficie anterolateral del tejido;
- Una serie de vasos largos perfora la raíz de las apófisis transversas y nutre el arco vertebral, las apófisis transversas y las apófisis espinosas.

4.3.4 Circulación sanguínea en las costillas

El riego sanguíneo de las costillas se realiza a través de dos tipos de vasos sanguíneos, a saber:

- A través de la arteria nutricia, que entra en el tubérculo;
- Las arterias periósticas.

En general, las venas son numerosas en los huesos esponjosos. Por ejemplo, en las vértebras se unen para formar grandes venas basivertebrales. En los huesos compactos acompañan a las arterias en los canales de Volkmann.
No hay ganglios linfáticos en el tejido óseo, sin embargo, algunos vasos linfáticos siguen a los vasos sanguíneos periósticos, drenando líquido a los ganglios linfáticos de la región.

4.4 Terminaciones nerviosas en los huesos

Los nervios acompañan a los vasos sanguíneos. En su mayoría son terminaciones nerviosas simpáticas y vasomotoras. Algunas son sensoriales y se localizan en los extremos articulares y el periostio de los huesos largos, las vértebras y los huesos planos grandes.

4.5 Fracturas óseas

El término fractura se refiere a una rotura que se produce a lo largo de la continuidad del hueso y es el tipo más común de lesión ósea. Las fracturas se producen principalmente por traumatismos (fracturas traumáticas), aunque pueden producirse espontáneamente debido a una enfermedad que provoca el debilitamiento del hueso (fracturas espontáneas o patológicas).

Una fractura puede distinguirse en simple o compuesta.

- Fractura simple o cerrada: el hueso fracturado no está expuesto externamente a través de la piel.
- Fractura compuesta: el hueso fracturado se expone externamente a través de una abertura en la piel.

Cuando se fractura un hueso, el tratamiento consiste en realinear las extremidades fracturadas y luego inmovilizarlas hasta que la fractura se haya curado.

4.5.1 Reparación de una fractura ósea

El proceso de reparación de un hueso fracturado requiere los siguientes pasos:

- Al fracturarse el hueso, la sangre se acumula y coagula, formando un hematoma de fractura en el lugar de la fractura y alrededor de él.
- Dos o tres días después del acontecimiento, nuevos capilares sanguíneos y células no comprometidas del tejido circundante invaden el hematoma.
- Al cabo de una semana, algunas de las células no comprometidas se diferencian en fibroblastos, que se activan para producir una red entre los extremos fracturados. Las demás células se diferencian en condroblastos para producir islas de fibrocartílago en la red fibrosa, formando así un callo fibrocartilaginoso (callo temporal).
- Las células osteoprogenitoras del periostio y el endostio de la zona que rodea el foco de la fractura proliferan y se diferencian en células formadoras de hueso, los ilosteoblastos, e invaden el callo provisional que forma el tejido óseo primario u osteoide. Este último une los extremos del hueso fracturado y se denomina callo óseo.
- El tejido óseo primario del callo es sustituido gradualmente por hueso secundario (hueso maduro).
- Por último, se produce la remodelación, con lo que se restablece la estructura ósea original.

4.6 Cartílago

El cartílago es un tejido conjuntivo especializado que proporciona rigidez y elasticidad. Por ello, se encuentra en zonas del cuerpo donde se requieren ambas características.

El tejido cartilaginoso está formado por condrocitos incrustados en una matriz gelatinosa. Filogenéticamente, el tejido cartilaginoso es más antiguo que el tejido óseo. De hecho, la mayoría de los huesos en la vida intrauterina están preformados en cartílago. Los cartílagos que son sustituidos por hueso durante el desarrollo se denominan cartílagos temporales, mientras que los que persisten durante toda la vida se denominan cartílagos permanentes.

4.6.1 Funciones del cartílago

Las principales funciones del cartílago son las siguientes:

- Proporcionar rigidez y apoyo a los tejidos blandos;
- Proporcionar una superficie de deslizamiento lisa para la articulación
- Permitir el desarrollo y crecimiento de los huesos largos.

Tanto el hueso como el cartílago representan dos tejidos conjuntivos especializados, cuya diferencia fundamental es que la matriz ósea está mineralizada, mientras que la matriz del cartílago no lo está.

4.6.2 Estructura del cartílago

El cartílago tiene todas las características estructurales comunes del tejido conjuntivo, que incluyen:

- Células
- Fibras
- Sustancia fundamental

4.6.2.1 Células

Las células del cartílago son de los tres tipos siguientes:

- Células condrogénicas: se encuentran en el pericondrio, donde sufren mitosis y se diferencian en condroblastos.
- Condroblastos: células jóvenes del cartílago que ocupan pequeños espacios (huecos) y pueden sufrir mitosis.

- Condrocitos: células cartilaginosas maduras que residen en las lagunas. Forman células isogénicas rodeadas de matriz.

4.6.2.2 Fibras

Las fibras presentes en el cartílago pueden diferenciarse en dos grupos:
- Fibras de colágeno de tipo I en el fibrocartílago;
- Fibras de colágeno de tipo II en el cartílago hialino y elástico.

4.6.2.3 Sustancia fundamental

La sustancia fundamental está compuesta por:
- Proteoglicanos, en particular condroitín sulfato y queratán sulfato;
- Glicoproteínas, concretamente condronectina y condrocalcina (una proteína fijadora de calcio);
- Agua (fluido tisular), que contribuye a la hidratación del 75% de la sustancia básica (alto grado de hidratación).

No hay ningún componente mineral en la sustancia fundamental del cartílago, porque es un tejido no mineralizado.

4.6.3 Características del cartílago

Entre las principales características del cartílago, cabe destacar:

- El cartílago no tiene vasos sanguíneos ni linfáticos. La nutrición de las células que componen el tejido se realiza a través de la matriz que lo compone.
- El cartílago no tiene terminaciones nerviosas y, por tanto, carece de sensibilidad.
- El cartílago está rodeado por una membrana fibrosa llamada pericondrio, que es bastante similar al periostio tanto en su estructura como en su función. Como el cartílago articular no tiene pericondrio, la regeneración tras una lesión es inadecuada.
- En caso de calcificación del cartílago, los condrocitos mueren y el cartílago es sustituido por tejido óseo.

Huesos	Cartílago
Los huesos son duros	El cartílago es denso
La matriz está compuesta por un material no flexible llamado oseína	El tejido es extremadamente flexible gracias a la condroitina
Las sales de calcio están presentes en la matriz	No hay sales de calcio
Abundantes terminaciones nerviosas y vasos sanguíneos	No hay presencia de terminaciones nerviosas y vasos sanguíneos
Presencia de médula ósea	No hay médula ósea
El crecimiento sólo se produce por aposición en la superficie y las extremidades	El crecimiento puede ser por aposición o intersticial, es decir, desde el interior

4.6.3.1 Tipos de cartílago

Hay tres tipos de cartílago:

- Cartílago hialino
- Cartílago fibroso
- Cartílago elástico

En la tabla siguiente se destacan las características de cada categoría.

	Cartílago hialino	Cartílago fibroso	Cartílago elástico
Ubicación	Presente en el cartílago articular de los huesos largos, esternón, costillas, nariz y laringe	Presente en el disco intervertebral de la sínfisis púbica, articulaciones temporomandibular e, articulación esternoclavicular	Presente en el pabellón auricular, meato auditivo externo, trompas de Eustaquio, epiglotis, apófisis vocal aritenoides
Color	Blanco azulado	Blanco chispeante	Amarillento
Apariencia	Brillante o translúcido	Opaco	Opaco
Fibras	Muy finas, con índices de refracción como las matrices	Numerosas fibras blancas	Numerosas fibras amarillas
Elasticidad	Flexible	Más fuerte y resistente	Más flexible

Información clave

Número total de huesos del cuerpo humano	206
El hueso más grande del cuerpo humano	Fémur
El hueso más pequeño del cuerpo humano	Estribo
El hueso más largo del cuerpo humano	Fémur
El hueso largo más pequeño del cuerpo humano	Martillo
Hueso plano más grande del cuerpo humano	Pelvis
Hueso sesamoideo más grande del cuerpo humano	Rótula
Zona del hueso largo donde el crecimiento es más activo	Metáfisis
Zona vascular mayor de un hueso largo	Metáfisis
Sitio donde la osteomielitis es más frecuente	Metáfisis
Anomalía congénita más frecuente debida a un defecto de osificación endocondral	Acondroplasia
Anomalía congénita más frecuente debida a un defecto de osificación de la membrana cleidocraneal	Disostosis
El cartílago más abundante del cuerpo humano	Cartílago hialino
Cartílago más fuerte en el cuerpo humano	Fibrocartílago

Capítulo 5
Articulaciones

5.1 Clasificación de las articulaciones

En el lenguaje cotidiano, el término articulación indica un punto en el que se unen dos cosas. En el lenguaje anatómico, una articulación indica una unión entre dos o más huesos. En los huesos largos, las articulaciones están presentes en los extremos, en los huesos planos a lo largo de los bordes y en los huesos cortos o irregulares en la superficie.
Las articulaciones se clasifican según su estructura y función.

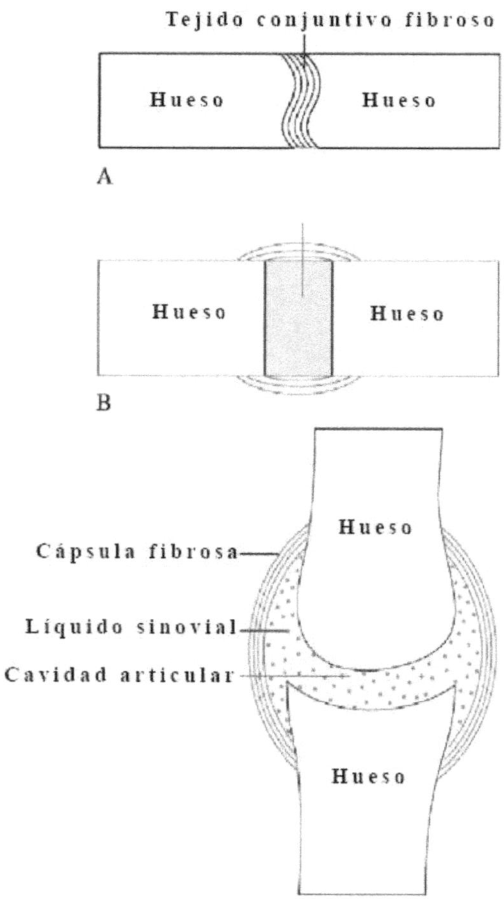

5.1.1 Clasificación funcional

La clasificación funcional distingue las articulaciones según su grado de movilidad. Específicamente:

- Sinartrosis
- Anfiartrosis
- Diartrosis

5.1.1 Sinartrosis (inmóviles)

Las sinartrosis son articulaciones fijas en las que no hay movimiento. La superficie articular está unida por un tejido fibroso duro. A menudo los extremos óseos están entrelazados entre sí, un ejemplo de ello son las suturas craneales.

5.1.1.2 Anfiartrosis (ligeramente móviles)

Las anfiartrosis son articulaciones en las que es posible un ligero movimiento. Están formadas por un cojín de cartílago que se sitúa entre las superficies óseas y va acompañado de ligamentos fibrosos, necesarios para que el hueso y el cartílago mantengan su posición.
El cartílago presente en estas uniones también tiene la función de amortiguador. Un ejemplo de ello son los discos de los invertebrados situados entre las vértebras y en los que el cartílago está reforzado por abundantes fibras de colágeno.

5.1.1.3 Diartrosis (totalmente móvil)

Las diartrosis representan articulaciones con movilidad completa. Sin embargo, en algunas de ellas la capacidad de movimiento está limitada por la forma de las superficies articulares y los ligamentos que unen los huesos. Estos ligamentos están formados por tejido conjuntivo elástico. Esta categoría de articulaciones tiene entre las superficies articulares una cavidad llena de líquido y cubierta de cartílago. El líquido, denominado líquido sinovial, es producido por la membrana sinovial que recubre la cápsula articular y las superficies articulares óseas. Este líquido tiene la función de lubricar las cabezas articulares, disipar el calor y nutrir el tejido cartilaginoso. El tipo de movimiento que se produce en cada articulación está directamente relacionado con la forma articular. En concreto, los movimientos posibles en la diartrosis son los siguientes:

- *Angulares*
  Flexión *angular*: reducción del ángulo entre dos huesos,
- Extensión: aumento del ángulo entre dos huesos,
- Abducción: alejar la región de la línea media,
- Aducción: acercar la región a la línea media.
- *Rotadores*
- Rotación: rotación sobre un eje,
- Circunducción: movimiento de una extremidad siguiendo una trayectoria para dibujar un círculo.
- *Deslizamiento*
  Deslizamiento: deslizamiento de una parte sobre otra.

5.1.2 Clasificación estructural

La clasificación estructural se basa en el tipo de tejido conjuntivo y la presencia o ausencia de cavidad articular. Es la clasificación más utilizada en la práctica clínica.
Concretamente, las articulaciones pueden subdividirse en:

- Articulaciones fibrosas
- Articulaciones cartilaginosas
- Articulaciones sinoviales

5.1.2.1 Articulaciones fibrosas

En las articulaciones fibrosas, los huesos se unen a través de tejido fibroso. Estas articulaciones son inmóviles o permiten un grado de movimiento más bien pequeño. Pueden ser de tres tipos:

- *Suturas*
  Este tipo de articulación es completamente inmóvil y es peculiar del cráneo. En función de los márgenes de las cabezas articulares, las suturas pueden subdividirse en:
  - *suturas armónicas*: cuando los márgenes son regulares y bastante lisos,
  - *suturas* dentadas: cuando los márgenes tienen una estructura dentada,
  - *suturas escamosas*: cuando los márgenes se cortan al sesgo,
  - *suture a incastro o schindilesi*: en las que los márgenes se entrelazan entre sí.

  El cráneo de los recién nacidos tiene una fontanela de carácter temporal. Se trata de seis puntos específicos situados en las suturas del cráneo del bebé, donde hay lagunas rellenas de membrana y que se denominan fontanelas. Estas lagunas son esenciales para permitir que el cerebro aumente de tamaño libremente. La osificación de estas aberturas se produce a los 18 meses del nacimiento.

- *Sindesmosis*
  Este tipo de articulación no tiene ni cavidad articular ni cartílago de recubrimiento. En estos casos, los huesos están conectados a través de membranas o ligamentos interóseos.
  En la sindesmosis se permiten pequeños movimientos como la rotación, la pronación o la supinación. Un ejemplo de ello es la articulación radiocubital.

- *Gonfosis*
  Este tipo de articulación también se denomina articulación dentoalveolar, cava o incuneación. Indica una superficie cónica capaz de implantarse dentro de una cavidad ósea. Un ejemplo de ello es la articulación dentoalveolar, en la que la raíz se introduce en la cava a través del ligamento periodontal.

- Articulaciones cartilaginosas
  En las articulaciones cartilaginosas, los huesos están unidos por tejido cartilaginoso hialino o fibrocartílago. En este tipo de articulaciones no hay cavidad articular y pueden dividirse en dos grupos:

  - *Articulaciones cartilaginosas primarias o sincondrosis*
    En este grupo de articulaciones, los extremos óseos están unidos por una lámina de cartílago hialino que proporciona fuerza e inmovilidad a la articulación. Estas articulaciones son de naturaleza temporal, ya que, con la edad, las láminas cartilaginosas son sustituidas por hueso mediante el proceso de sinostosis.
    Ejemplos de este tipo de articulaciones son las situadas entre la epífisis y la diáfisis en un hueso largo durante la fase de crecimiento, la articulación esfeno-occipital, la primera articulación condroesternal y las articulaciones costocondrales.

  - *Articulaciones cartilaginosas secundarias o sínfisis*
    En las articulaciones cartilaginosas secundarias, la superficie articular está cubierta por una fina capa de cartílago hialino y unida mediante un disco de fibrocartílago. Se trata de articulaciones permanentes cuya misión es perdurar durante toda la vida del individuo.

Normalmente, este grupo de articulaciones están presentes en la línea media del cuerpo y permiten una capacidad de movimiento restringida debido al cojín compresible que contiene el fibrocartílago, ejemplos de las cuales son las articulaciones manubrio-esternales o la sínfisis púbica. En general, el grosor del fibrocartílago es directamente proporcional a la capacidad de movimiento. En algunos casos, las articulaciones cartilaginosas secundarias representan la etapa intermedia en la evolución de las articulaciones sinoviales. Ejemplos de ello son la articulación manubrio-esternal o las articulaciones intervertebrales entre las vértebras

- Articulaciones sinoviales o diartrosis
  Estos tipos de articulaciones representan el grupo más evolucionado y, en consecuencia, más móvil del cuerpo. Puesto que son las articulaciones más extendidas en el cuerpo humano, las estudiaremos con más detalle en el apartado siguiente.

Enfoque clínico
Periodontitis: la inflamación tiene relevancia clínica en odontología, ya que los dientes se aflojan y pueden caerse como consecuencia de la inflamación y degeneración del ligamento periodontal.

5.2 Articulaciones sinoviales

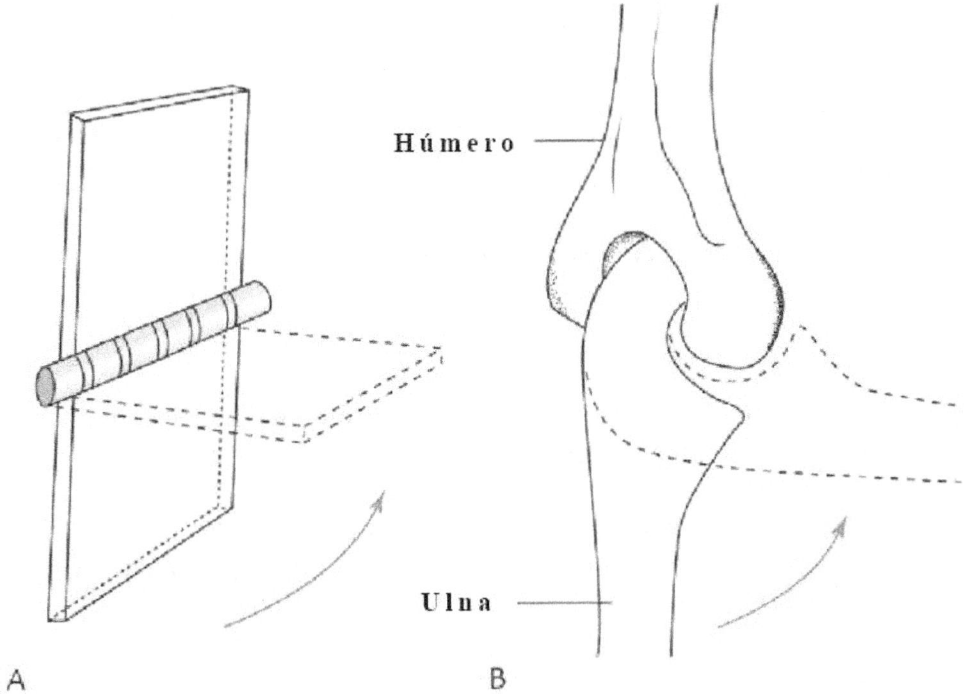

Estas articulaciones tienen una cavidad articular y los extremos articulares de los huesos que forman la articulación están encerrados en una cápsula fibrosa. Como resultado, las articulaciones sinoviales están separadas por una estrecha cavidad llamada cavidad articular, que está llena de un líquido llamado líquido sinovial.
Las articulaciones sinoviales son las articulaciones más avanzadas y móviles del cuerpo, suelen denominarse articulaciones diartrodiales.
Las características de las articulaciones sinoviales pueden resumirse como sigue:

- Las superficies articulares están cubiertas por una fina lámina de cartílago hialino;
- La cavidad articular está rodeada por una cápsula articular, que consta de una cápsula fibrosa externa y una membrana sinovial interna;
- La cavidad de la articulación está recubierta por la membrana sinovial, a excepción de la zona que rodea los cartílagos articulares;
- La cavidad está llena de líquido sinovial secretado por la membrana sinovial, que proporciona lubricación a las superficies articulares y alimento al cartílago articular.

- A veces, la cavidad articular puede estar incompleta o completamente separada del disco/menisco articular;
- Puede haber estructuras adicionales, como almohadillas de grasa, dentro de la cavidad articular.

5.2.1 Componentes de las articulaciones sinoviales

Las articulaciones sinoviales están compuestas por los siguientes elementos:

5.2.1.1 Cápsula fibrosa

Cubre completamente la articulación y encierra la cavidad sinovial. La cápsula está unida a los huesos por un tejido continuo, formando así la articulación cerca de los cartílagos articulares.
La cápsula fibrosa está formada por haces longitudinales entrelazados de fibras blancas de tejido conjuntivo y está recubierta interiormente por la membrana sinovial. La cápsula fibrosa, junto con la membrana sinovial, forma la cápsula articular.

Las funciones de la cápsula fibrosa son las siguientes:

- La cápsula fibrosa estabiliza la articulación de modo que permite el movimiento al tiempo que resiste la luxación;
- Numerosas terminaciones nerviosas sensoriales se ramifican a lo largo de la cápsula. La estimulación de estas terminaciones nerviosas produce la contracción refleja de los músculos, que actúan sobre la articulación de modo que ésta se encuentre en una posición cómoda para protegerla;

5.2.1.2 Ligamentos

Son bandas de fibras de colágeno engrosadas. Pueden observarse dos tipos de ligamentos: ligamentos verdaderos y ligamentos accesorios.
Los ligamentos verdaderos son los engrosamientos locales de los haces de fibras paralelas presentes en el ligamento capsular. Como no están separados del ligamento capsular, también se denominan ligamentos intrínsecos. Algunos ejemplos son los ligamentos laterales de la articulación de la rodilla.

Los ligamentos accesorios, en cambio, están separados por la cápsula fibrosa, por lo que pueden ser extracapsulares o intracapsulares. Un ejemplo de ligamento accesorio es el ligamento esfeno-mandibular. Los ligamentos cruzados anterior y posterior de la articulación de la rodilla son ejemplos de ligamentos accesorios intracapsulares. Los ligamentos verdaderos permiten el movimiento en un plano, impidiendo el movimiento no deseado en otros planos. También estabilizan la articulación. Los ligamentos accesorios proporcionan un refuerzo adicional a la articulación y limitan la amplitud de movimiento.

5.2.1.3 Membrana sinovial

La membrana sinovial es una fina membrana de tejido conjuntivo, muy vascularizada, que recubre el interior de la cápsula fibrosa. El cartílago articular no está cubierto por la membrana sinovial.
Entre las principales funciones de la membrana sinovial, conviene destacar las siguientes:

- La membrana sinovial produce suficiente líquido sinovial para que las superficies estén adecuadamente lubricadas;
- El líquido sinovial es un dializado de plasma sanguíneo combinado con ácido hialurónico. La viscosidad y las propiedades lubricantes del líquido sinovial son extremadamente elevadas.

5.2.1.4 Cartílago articular

El cartílago articular, a pesar de algunas excepciones, está formado por cartílago hialino. Está formado por agregados de proteoglicanos y ácido hialurónico. El ácido hialurónico retiene agua que resiste la compresión. La superficie articular cartilaginosa tiene un bajo coeficiente de fricción.
Los cartílagos articulares de todas las articulaciones sinoviales están formados por finas placas de cartílago hialino, salvo los de las articulaciones temporomandibular, esternoclavicular y acromioclavicular, que están formados por finas placas de fibrocartílago. Se denominan articulaciones sinoviales atípicas.
La función principal del cartílago articular es proporcionar un movimiento suave y sin fricción y resistir las fuerzas de compresión.

5.2.1.5 Disco articular o menisco

Los discos articulares son almohadillas de fibrocartílago interpuestas entre las superficies articulares de ciertas articulaciones, como la temporomandibular, la esternoclavicular, la acromioclavicular, la radiocubital y la de la rodilla.
Las principales funciones de los discos articulares son las siguientes:

- Favorecer la lubricación de un articulación manteniendo una separación entre las superficies de la articulación;
- Separar completamente la articulación en dos compartimentos;
- Actúar como ligamento para modificar ciertos movimientos articulares;
- Prevenir el desgaste del cartílago articular proporcionando un efecto amortiguador.

5.2.1.6 Bolsas articulares

Son bolsas de tejido conjuntivo en forma de bolsa; están llenas de líquido sinovial y se encuentran cerca de determinadas articulaciones sinoviales. Suelen observarse entre el tendón y el hueso, entre el músculo y el hueso, entre la piel y el hueso y entre el tendón y la piel.
Las bolsas articulares reducen la fricción en los movimientos en los que una estructura se desplaza sobre otra.
La vaina sinovial del tendón es una bolsa modificada que rodea y lubrica los tendones de ciertos músculos, sobre todo los de las articulaciones de la muñeca y el tobillo.
Entre las principales funciones, cabe destacar las siguientes:

- Accionar el movimiento de determinados músculos;
- Facilitar el movimiento de tendones o músculos sobre superficies óseas o ligamentosas.

5.2.1.7 Almohadillas adiposas

Son almohadillas de grasa situadas entre la membrana sinovial y la cápsula fibrosa o entre la membrana sinovial y el hueso. Algunos ejemplos son la grasa acetabular en la articulación de la cadera o la almohadilla de grasa infrapatelar en la articulación de la rodilla. Como la grasa es muy flexible, las almohadillas pueden adaptarse a las condiciones cambiantes de la articulación durante los distintos movimientos.
Enfoque clínico

Osteoartritis: en condiciones normales, las superficies óseas de las articulaciones sinoviales no entran en contacto entre sí, ya que las superficies articulares óseas están cubiertas por cartílago articular y el líquido sinovial del interior de las articulaciones proporciona lubricación.
Cuando el cartílago articular se daña debido a un traumatismo o una enfermedad, o cuando el líquido sinovial se reduce, los huesos de la articulación entran en contacto entre sí y experimentan fricción. Esto conduce a un proceso de degeneración ósea en el que se produce una reparación ósea anormal y las superficies articulares adquieren una forma irregular, lo que causa la osteoartritis. Esta afección clínica afecta a las grandes articulaciones de carga, como las de la cadera y la rodilla.

Formación de osteofitos: la zona ósea próxima al cartílago articular, la membrana sinovial y el periostio está muy vascularizada. En consecuencia, esta zona tiene un gran poder proliferativo y puede convertirse en el lugar de formación de osteofitos (formaciones pseudoóseas) y provocar anomalías en los márgenes articulares.

Artritis reumatoide: es una enfermedad autoinmune inflamatoria crónica y progresiva que afecta a la membrana sinovial. Esta enfermedad provoca hipertrofia e hiperplasia de las células sinoviales y fibrinosas y derrames inflamatorios dentro de la articulación. A medida que la enfermedad progresa, se produce una erosión del cartílago articular y el crecimiento de tejido de granulación, lo que separa los huesos y cambia la forma de la articulación. La artritis reumatoide suele afectar a las articulaciones pequeñas de manos y pies.

Artroplastia: indica una reparación o sustitución quirúrgica de las articulaciones. Los últimos avances en la reparación de tejidos blandos implican el uso de ligamentos artificiales fabricados con fibras de carbono recubiertas de plástico.

5.2.2 Clasificación de los huesos sinoviales

Según su capacidad de movimiento y su forma, las articulaciones sinoviales pueden dividirse en seis categorías:

- *Articulaciones planas*
  Este grupo engloba las diartrosis caracterizadas por una superficie articular más bien plana que permite movimientos de deslizamiento en varias direcciones.
  Algunos ejemplos son las articulaciones intercarpianas, intertarsianas o acromioclaviculares.

- *Articulaciones de bisagra (gínglimo)*

Esta categoría incluye las superficies articulares caracterizadas por una forma cilíndrica en la que el movimiento se produce dentro de una superficie articular hueca. Las articulaciones en bisagra permiten movimientos de extensión o flexión en un plano.
Algunos ejemplos son el codo, el tobillo o las articulaciones interfalángicas.

- *Articulaciones pivotantes*
  Las articulaciones pivotantes incluyen todas las superficies articulares en las que hay un pivote óseo central insertado en una superficie articular cóncava. Este tipo de articulación permite el movimiento de rotación.
  Algunos ejemplos son las articulaciones radiocubital proximal y distal.
- *Articulaciones codíleas*
  Este grupo de articulaciones incluye todas las diartrosis en las que una superficie articular ovalada se inserta dentro de una superficie articular hueca en la que se produce el movimiento. Este tipo de articulaciones permiten movimientos como la extensión, la flexión, la abducción y la aducción.
  Algunos ejemplos son las articulaciones radiocarpiana y metacarpofalángica.

- *Articulaciones en silla de montar*
  Estas diartrosis incluyen todas las articulaciones en las que las superficies articulares implicadas se caracterizan por una forma cóncava en el centro y dos formas convexas en los lados. Las articulaciones en silla de montar permiten movimientos como la extensión, la flexión, la abducción y la aducción, pero con una amplitud de movimiento mayor que las articulaciones elipsoidales. Algunos ejemplos son las articulaciones carpo-metacarpianas del pulgar y las articulaciones esterno-claviculares.

- *Articulaciónes esféricas (enartrosis)*
  Las articulaciones esféricas incluyen todas las diartrosis en las que una superficie articular esférica se encuentra dentro de una superficie articular esférica pero hueca. Estas diartrosis permiten amplios movimientos de flexión, extensión, aducción, abducción y rotación.
  Un ejemplo de ello son las articulaciones glenohumerales.

5.2.3 Estabilidad de la articulación sinovial

A continuación se enumeran, por orden de importancia, los factores clave para mantener la estabilidad de una articulación.

- Músculos
  Los distintos grupos musculares que actúan sobre la articulación son el factor más importante e indispensable para mantener la estabilidad articular. Sin la presencia de músculos, la rodilla o el hombro serían inestables, al igual que el arco se hundiría.

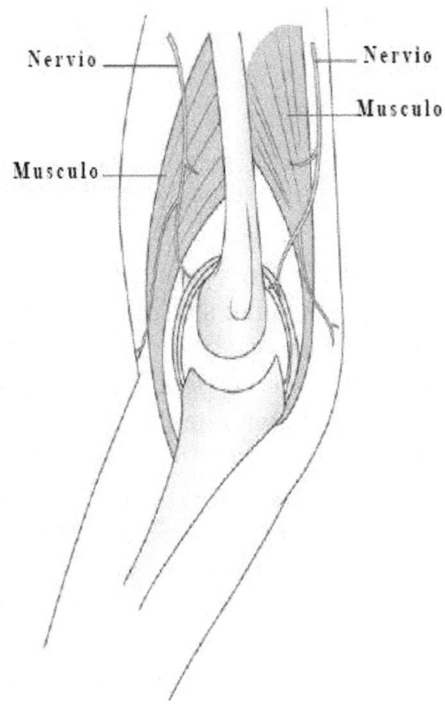

- Ligamentos
  Los ligamentos desempeñan un papel fundamental en la prevención de movimientos excesivos y peligrosos para la estabilidad articular, así como en la prevención de tensiones accidentales repentinas. Sin embargo, hay que destacar que los ligamentos no ofrecen ningún apoyo contra la tensión continua, ya que, una vez estirados, tienden a mantener la posición que han alcanzado. En este sentido, los ligamentos elásticos, como los ligamentos de las articulaciones osiculares auditivas, son superiores a los ligamentos fibrosos blancos, más comunes.

- Huesos
  El sistema óseo es otro elemento esencial para mantener la estabilidad en las articulaciones más firmes, como la cadera y el tobillo. Por el contrario, en la mayoría de las articulaciones, como el hombro, la rodilla, la sacroilíaca, etc., su papel es insignificante.

5.2.4 Circulación sanguínea en las articulaciones sinoviales

Las articulaciones se nutren de la red periarticular de arterias que llegan cerca de las articulaciones. Los vasos sanguíneos de esta región nutren la cápsula, la membrana sinovial y la epífisis.
Aunque el cartílago articular es un tejido vivo, no tiene vascularización en su interior.
La cápsula fibrosa y los ligamentos tienen un escaso aporte sanguíneo. En cambio, la membrana sinovial recibe abundante sangre gracias al rico plexo vascular que llega hasta ella.

5.2.5 Terminaciones nerviosas en las articulaciones sinoviales

La cápsula y los ligamentos se caracterizan por una rica inervación, lo que los hace extremadamente sensibles al dolor. En cambio, la membrana sinovial tiene un suministro nervioso escaso y, por este motivo, es relativamente insensible al dolor. El cartílago articular, que no tiene terminaciones nerviosas, es totalmente insensible. Los nervios articulares contienen fibras sensoriales y autonómicas. Algunas de las fibras sensoriales son de naturaleza propioceptiva, es decir, son sensibles a la posición y al movimiento. Su principal tarea es controlar los reflejos relacionados con la postura y la locomoción. Las articulaciones sinoviales también tienen otras fibras sensoriales sensibles al dolor.
Los nervios articulares contienen fibras sensoriales y autonómicas. Algunas de las fibras sensoriales son de naturaleza propioceptiva, es decir, son sensibles a la posición y al movimiento. Su principal tarea es controlar los reflejos relacionados con la postura y la locomoción. Las articulaciones sinoviales también tienen otras fibras sensoriales sensibles al dolor.
Las fibras autónomas son vasomotoras o vasosensoriales. Esto ayuda a explicar por qué el dolor articular suele ser difuso y puede ir asociado a náuseas, vómitos, frecuencia cardiaca lenta y descenso de la tensión arterial.
El dolor generado en esta región provoca una contracción refleja de los músculos, que mantienen la articulación en una posición que cause las menores molestias posibles.
Los principios de la distribución nerviosa dentro de las articulaciones fueron descritos por primera vez por Hilton (1891). De hecho, la ley de Hilton afirma que un nervio articular tiene la capacidad de inervar no sólo la propia articulación, sino también los músculos conectados a esa articulación y la piel que recubre la inserción articular de los músculos.

Enfoque clínico

Si la articulación está sobrecargada o afectada por una enfermedad o lesión, la irritación de los nervios que irrigan la articulación hace que los músculos que actúan sobre ella se contraigan. En este proceso, la articulación estará en una posición de máxima comodidad para protegerla. El dolor articular suele estar relacionado con la piel que recubre la articulación.

Información clave

La articulación más grande y compleja del cuerpo humano	Articulación de la rodilla
Tipo de articulación más común en el cuerpo humano	Articulación sinovial
Todos los cartílagos articulares de las articulaciones sinoviales están formados por cartílago hialino, excepto:	Articulación temporo-mandibular, articulación esterno-clavicular-acromio-clavicular que están formadas por fibrocartílago
Articulación con mayor movilidad	Articulación del hombro
Articulación más propensa a la luxación	Articulación del hombro
Articulación más propensa a la deformación	Articulación del tobillo
Articulación más propensa a la artrosis	Articulación de la rodilla
Articulación más propensa a la luxación congénita	Articulación de la cadera
Afección clínica más frecuente en las articulaciones	Osteoartritis
Factores más importantes para la estabilidad articular	Músculos cercanos

Capítulo 6
Columna vertebral

Introducción

La columna vertebral está formada por vértebras y discos intervertebrales. Las vértebras contribuyen con tres cuartas partes de la longitud total de la columna vertebral, mientras que los discos intervertebrales contribuyen con una cuarta parte. La longitud de la columna vertebral corresponde aproximadamente a dos quintas partes de la altura total del cuerpo.
La columna vertebral tiene la doble función de proteger la médula espinal y sostener el tronco y transmitir el peso del cuerpo a la pelvis y los miembros inferiores. Su flexibilidad y movilidad se deben a su estructura única, compuesta por una serie de segmentos individuales y móviles, colocados unos encima de otros y separados por almohadillas de tejido blando: los discos intervertebrales.
Las lesiones de la columna vertebral debidas a accidentes de tráfico y los cambios degenerativos debidos a hábitos sedentarios afligen a cada vez más individuos, por lo que un conocimiento detallado de la columna vertebral es esencial para todos los profesionales de la medicina.

Las funciones de la columna vertebral pueden resumirse como sigue:

- Formación del eje del tronco;
- Sostener el tronco y transmitir el peso del cuerpo a la pelvis y a los miembros inferiores;
- Amortiguación a través de los discos intervertebrales, que actúan como tales durante la carrera y el salto;
- Soporte craneal;
- Protección de la médula espinal y del paso del nervio raquídeo.
- Superficie de ataque muscular;
- Superficie de fijación para costillas, hombros y cintura pélvica

6.1 Vértebras

La columna vertebral consta de 33 vértebras: 7 cervicales, 12 torácicas, 5 lumbares, 5 sacras y 4 coccígeas. Las 24 vértebras móviles presacras comprenden 7 cervicales, 12 torácicas y 5 lumbares.
En los sujetos adultos, las 5 vértebras sacras inmediatamente inferiores a la columna lumbar se fusionan para formar el sacro. Las 4 vértebras coccígeas inferiores, a medida que el sujeto envejece, se fusionan para formar el cóccix. Como resultado, el número de vértebras móviles separadas de la columna vertebral se reduce a 24.

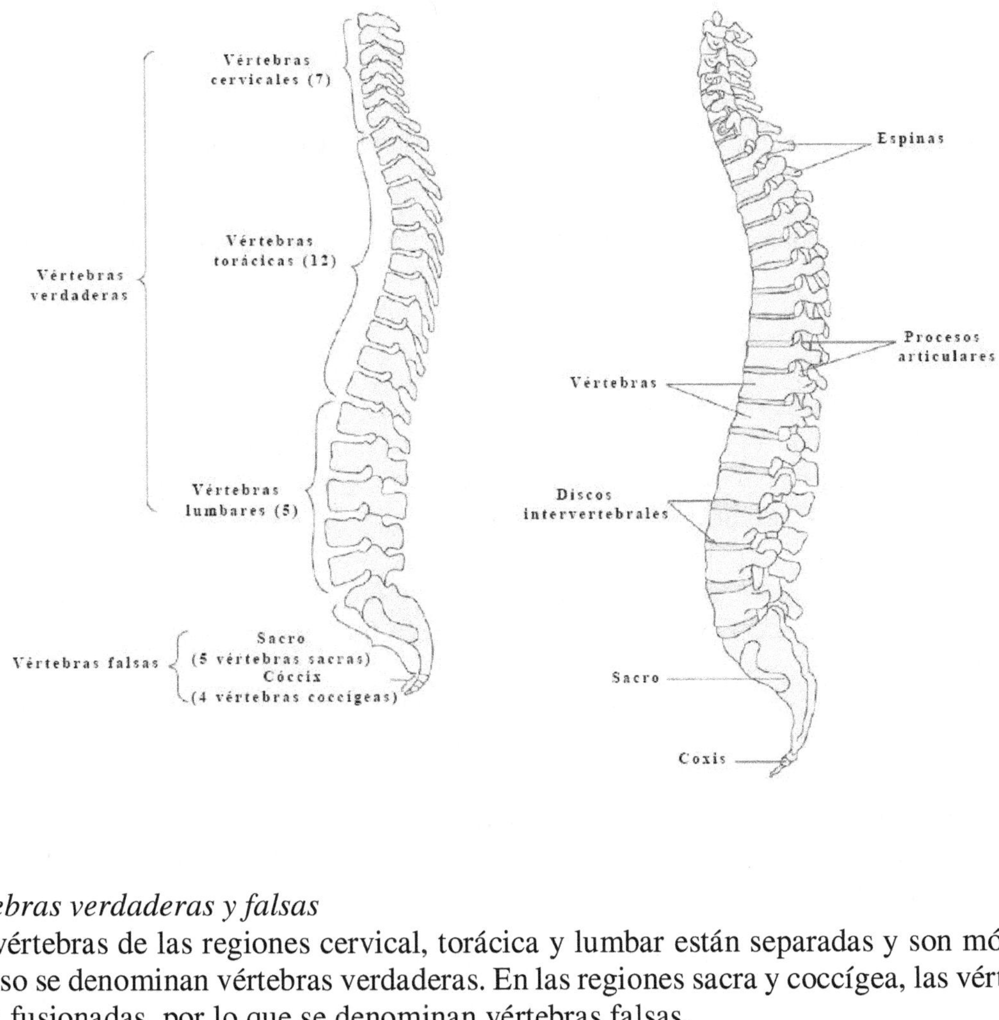

Vértebras verdaderas y falsas
Las vértebras de las regiones cervical, torácica y lumbar están separadas y son móviles; por eso se denominan vértebras verdaderas. En las regiones sacra y coccígea, las vértebras están fusionadas, por lo que se denominan vértebras falsas.

Las vértebras de cada región no sólo tienen características típicas de esa región, sino que cada vértebra también tiene sus propios rasgos distintivos. Sin embargo, como cada vértebra está construida sobre el mismo plano general, comparten muchas características similares. Las peculiaridades de una vértebra se observan más fácilmente en la región medio-torácica.

6.1.1 Características de una vértebra

La siguiente descripción analiza las vértebras torácicas típicas presentes en la región medio-torácica. Concretamente, cada vértebra consta de las siguientes partes:

- Cuerpo, es decir, la parte que soporta la carga;
- Arco vertebral, que protege la médula espinal;
- Proceso espinoso, cuya tarea es proporcionar apalancamiento;
- Apófisis transversas derecha e izquierda, que actúan como palancas;
- Procesos articulares (dos superiores y dos inferiores), para restringir el movimiento.

6.1.1 Cuerpo

El cuerpo de la vértebra está situado en la parte anterior; proporciona resistencia y apoyo para soportar el peso del cuerpo. Está formado principalmente por hueso esponjoso cubierto por una capa exterior de hueso compacto. El hueso esponjoso contiene la médula ósea roja. El cuerpo vertebral está separado de los cuerpos de las vértebras vecinas por un disco intervertebral.

El tamaño del cuerpo varía en relación con la región en la que se encuentra: es más pequeño en la región cervical, mientras que se hace más grande y largo hacia la región lumbar.

En la región cervical, las superficies superiores de los cuerpos vertebrales adquieren forma de silla de montar y lateralmente presentan los procesos uncinados. Entre las vértebras C3 y C7, los procesos uncinados de la vértebra inferior se articulan con el borde lateral romo del cuerpo superior, formando las articulaciones neurocentrales o de Luschka.

Estas articulaciones son de naturaleza sinovial y suelen estar implicadas en la espondilosis cervical (osteoartritis del raquis).

6.1.1.2 Arco vertebral

Está situado en la parte posterior. Cada arco vertebral con una superficie corporal posterior encierra el foramen vertebral. La serie de arcos, junto con los cuerpos vertebrales, forman el canal vertebral. En los adultos, los dos tercios superiores del canal vertebral superior están ocupados por la médula espinal.
Cada mitad del arco vertebral se divide en dos partes: un pedículo y una lámina.
Las dos láminas se unen posteriormente en la línea media para formar la apófisis espinosa.
Cada lámina está unida al cuerpo por una barra ósea redondeada llamada pedículo. Los ligamentos amarillos (ligamento flavum) conectan las láminas de las vértebras adyacentes.
El pedículo está dentado por encima y por debajo y forma las muescas vertebrales inferior y superior, respectivamente.

6.1.1.3 Procesos espinosos

Se proyectan posteriormente desde la unión de las láminas derecha e izquierda. Las apófisis espinosas están interconectadas por el ligamento nucal y los ligamentos supraespinoso e interespinoso.

6.1.1.4 Procesos transversos

Las apófisis transversas sobresalen lateralmente a cada lado de la unión de un pedículo y una lámina.
En el movimiento de un cuerpo vertebral respecto a otro influye en parte la acción de los músculos sobre las apófisis transversas y espinosas, que actúan como palancas.
En la región cervical, las apófisis transversas poseen un agujero llamado agujero transverso. En la región torácica, las apófisis transversas actúan como puntos de conexión de las costillas, por lo que son más fuertes y resistentes.

6.1.1.5 Procesos articulares

El arco neural tiene cuatro apófisis articulares: dos superiores y dos inferiores. Las apófisis superiores sobresalen ligeramente de los pedículos y se articulan con las apófisis articulares inferiores de la vértebra superior. Las apófisis articulares inferiores salen de las láminas y se articulan con las apófisis articulares superiores de la vértebra inferior.
La dirección de las superficies articulares difiere en las regiones cervical, torácica y lumbar: las superficies se dirigen hacia arriba y hacia atrás en la región cervical, hacia

atrás y lateralmente en la región torácica y hacia atrás y medialmente en la región lumbar. Las superficies articulares de las apófisis articulares inferiores están dirigidas en sentido opuesto a las de las apófisis articulares superiores.

6.1.1.6 Articulaciones cigaopofisarias

Las articulaciones entre las apófisis articulares superior e inferior de las vértebras adyacentes se denominan articulaciones cigaopofisarias. Se trata de articulaciones sinoviales formadas por una fina cápsula articular adherida a los márgenes articulares en la que está encerrada la cavidad articular.

En la región cervical las articulaciones cigaopofisarias se inclinan inferiormente de anterior a posterior, este movimiento permite mirar lateralmente y hacia arriba. La dirección de estas articulaciones difiere en las regiones cervical, torácica y lumbar. En la región torácica, las articulaciones cigaopofisarias están orientadas verticalmente. Esto limita la flexión y la extensión, pero facilita la rotación.

En la región lumbar, las superficies articulares de las articulaciones cigaopofisarias están curvadas y las apófisis articulares adyacentes se entrecruzan. Esto limita la amplitud de movimiento en la región, aunque la flexión y la extensión siguen siendo los movimientos principales.

En las tres regiones (cervical, torácica y lumbar), las articulaciones cigaopofisarias impiden que las vértebras se deslicen hacia delante, pero permiten la flexión y extensión de la columna vertebral.

6.1.1.7 Foramen intervertebral

Las dos muescas vertebrales forman juntas el agujero intervertebral, que puede observarse analizando lateralmente las dos vértebras adyacentes.

El agujero intervertebral está encerrado en dos pedículos, un disco intervertebral y dos apófisis articulares que forman la articulación facetaria y una cápsula.

A lo largo de la columna vertebral, los agujeros intervertebrales permiten el paso de los nervios raquídeos. Cada nervio espinal está unido a la médula espinal por una raíz posterior y otra anterior. La conexión entre el nervio espinal y el disco intervertebral es muy importante, ya que se comprime en el prolapso discal, donde produce signos y síntomas neurológicos.

6.1.2 Características de las vértebras de distintas regiones

6.1.2.1 Vértebras cervicales

Las apófisis transversas de las vértebras cervicales poseen un orificio denominado foramen transverso, que permite el paso de la arteria vertebral (con excepción de la CV7) para que pueda llegar al cerebro. El foramen transverso es la característica cardinal de las vértebras cervicales.

La primera vértebra cervical consiste simplemente en un hueso en forma de anillo con dos apófisis transversas cortas. Hay que recordar que la primera vértebra cervical no tiene ni cuerpo ni columna vertebral. En la parte anterior de la gran vértebra, el foramen está ocupado por los dientes o apófisis odontoides, protuberancias caracterizadas por una forma parecida a un diente que sobresalen del cuerpo del eje.

La apófisis odontoides del axis está sujeta por el ligamento transverso del atlas. La parte posterior del foramen vertebral está ocupada por la médula espinal.

Las dos articulaciones facetarias superiores situadas en la cara superior del atlas forman las articulaciones con los cóndilos de los huesos occipitales (articulaciones atlantooccipitales). Las inclinaciones de la cabeza tienen lugar en estas articulaciones.

6.1.2.2 Vértebras torácicas

Los cuerpos y las apófisis transversas de las vértebras torácicas están dotados de articulaciones facetarias para permitir la articulación entre las costillas. Las articulaciones facetarias situadas a los lados del cuerpo constituyen el tracto cardinal de las vértebras torácicas.

6.1.2.3 Vértebras lumbares

Las vértebras lumbares se caracterizan por cuerpos grandes cuya forma se asemeja a la de un riñón. Las apófisis espinosas son grandes y tienen forma de hacha. La particularidad de las vértebras lumbares es la presencia de apófisis mamilares y accesorias; sin embargo, sólo son visibles tras un examen minucioso.

6.1.2.4 Sacro

El sacro es un hueso triangular en forma de cuña que resulta de la fusión de cinco vértebras sacras rudimentarias. La parte superior del cuerpo de la primera vértebra sacra se articula con el cuerpo de la quinta vértebra lumbar.
A cada lado, la parte superior del sacro se articula con el íleon para formar la articulación sacroilíaca. El extremo inferior del sacro se articula con la base del cóccix. La cavidad del interior del sacro (canal sacro) contiene las raíces de los nervios sacro y coccígeo.

6.1.2.5 Coxis

El cóccix es un pequeño hueso triangular formado por la fusión de cuatro vértebras terminales rudimentarias. La base ancha del coxis se articula con la punta del sacro. El coxis representa el vestigio de lo que fue una cola en los seres humanos

6.2 Discos intervertebrales

6.2.1 Estructura de los discos intervertebrales

Los cuerpos de las vértebras adyacentes están unidos por discos intervertebrales. El disco consta de dos partes: un borde exterior de fibrocartílago llamado anillo fibroso y un núcleo central de material gelatinoso blando llamado núcleo pulposo y que representa un resto de notocorda embrionaria. Su función es actuar como amortiguador para absorber los impactos.
Aunque el núcleo pulposo está en posición central en las regiones cervical y torácica, en la región lumbar está en una posición ligeramente posterior.
En los niños, el núcleo pulposo tiene un alto contenido en agua, una pequeña cantidad de colágeno y algunas células cartilaginosas. En los lactantes, el contenido de agua es de casi el 90%, pero con la edad disminuye, de modo que en los ancianos es inferior al 70%.
Cuando la columna vertebral está expuesta a una carga pesada, el núcleo pulposo actúa como amortiguador. El carácter semifluido del núcleo pulposo le permite adaptarse rápidamente a los cambios de forma cuando una vértebra oscila sobre otra durante los movimientos de la columna.
El anillo fibroso está formado por muchas capas concéntricas de fibras de colágeno; esta disposición limita la rotación entre las vértebras. El anillo es ligeramente más delgado en la parte posterior que en la anterior y es propenso a la rotura, sobre todo en la región

lumbar. En la región lumbar, los discos se hacen más gruesos anteriormente, sobre todo entre L4 y L5 y entre L5 y S1.
Los cambios degenerativos en el anillo fibroso pueden provocar una hernia del núcleo pulposo, lo que impropiamente se denomina hernia discal.
Junto con el cartílago hialino que recubre los cuerpos vertebrales, el disco intervertebral forma una articulación cartilaginosa secundaria llamada sínfisis. Los discos intervertebrales están sujetos por los ligamentos longitudinales anteriores y posteriores de la columna vertebral.
El ligamento longitudinal anterior se extiende a lo largo de toda la columna vertebral y está situado delante de los cuerpos vertebrales. El ligamento longitudinal posterior también se extiende por toda la longitud de la columna vertebral, pero está situado dentro del canal vertebral, en estrecho contacto con los cuerpos vertebrales.
El ligamento longitudinal anterior aparece como una banda grande y fuerte en zonas donde el ligamento longitudinal posterior es más débil y estrecho.

6.2.2 Prolapso de los discos intervertebrales

El prolapso del disco intervertebral se observa principalmente en las regiones cervical y lumbar.

- *Prolapso discal cervical*: el prolapso del disco en la región cervical es menos frecuente que en la región lumbar.
  En general, el disco entre C5/C6 o C6/C7 es el más susceptible.
- *Prolapso discal lumbar*: el prolapso del disco es más frecuente en la región lumbar. Los discos entre L4/L5 y L5/S1 son los más susceptibles. El síntoma de presentación más frecuente es el dolor de espalda (lumbalgia).

Las características importantes para detectar el prolapso del disco intervertebral se muestran en la tabla a continuación.
Hay que tener en cuenta que el disco entre L5 y S1 es el más propenso sufrir hernias, comprimiendo la raíz nerviosa S1. Las hernias discales pueden localizarse bien mediante una resonancia magnética.
Pueden darse situaciones en las que la lámina de cartílago hialino que recubre el cuerpo vertebral se dañe, provocando la fractura del cuerpo que protege. Esta situación provoca la hernia del núcleo pulposo en la esponja del propio cuerpo, formando un nódulo llamado nódulo de Schmorl. Puede detectarse mediante radiografía.

Enfoque clínico

Hernia discal: la protrusión del núcleo pulposo en la fibrosis anular se denomina hernia discal. El prolapso suele producirse posterolateralmente, pero hay casos en los que se produce posteriormente. El prolapso posterior presiona directamente sobre la médula espinal, mientras que la protrusión posterolateral presiona sobre las raíces de los nervios espinales y su cubierta sensitiva, causando dolor en la zona de distribución de los nervios.

Hernia discal	Entre C4/C5	Entre C5/C6	Entre L4/L5	Entre L5/S1
Raíz nerviosa comprimida	C5	C6	L5	S1
Zona de dolor o pérdida sensorial	Hombro y cara lateral del brazo	Cara lateral del antebrazo y la mano	Cara lateral del muslo, pierna y dorso del pie	Cara posterolateral de la pantorrilla y borde lateral del pie
Músculos implicados	Deltoides, bíceps	Extensor largo del carpo, braquiorradial	Tibia anterior, extensor largo del hallux, extensor digital largo	Sóleo, gastrocnemio
Movimientos implicados	Aducción del brazo, flexión del antebrazo	Extensión de muñeca	Dorsoflexión del tobillo	Flexión plantar del tobillo
Reflejos implicadas	Contracción del bíceps	Contracción de los supinadores	Ninguno	Contracción del tobillo

6.3 Curvatura de la columna vertebral

Vista lateralmente, la columna vertebral de un individuo adulto muestra cuatro curvaturas:

- Curvatura cervical
- Curvatura torácica
- Curvatura lumbar
- Curvatura sacra

Las curvaturas torácica y sacra se llaman curvaturas primarias porque están en la misma dirección que la curvatura de la columna fetal. Las curvaturas cervical y lumbar se llaman curvaturas secundarias porque se desarrollan después del nacimiento. Las curvaturas secundarias son cóncavas hacia atrás, por lo que compensan y contrarrestan las curvaturas primarias.

6.3.1 Desarrollo de la curvatura

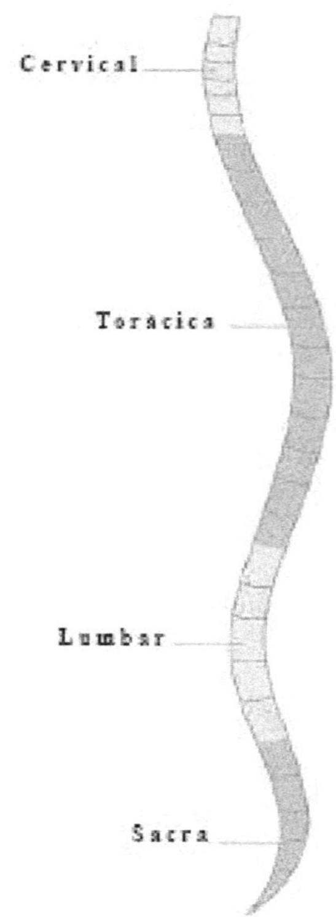

Durante la vida prenatal, la columna vertebral está uniformemente curvada, con una concavidad girada ventralmente. Como resultado, la cabeza y el cuello están bastante juntos. Esta posición representa la llamada curvatura primaria o curvatura fetal.
Las curvaturas secundarias aparecen después del nacimiento de la siguiente manera:

- Curvatura cervical: se manifiesta como una convexidad hacia delante y se desarrolla cuando el niño aprende a mantener la cabeza erguida dirigiendo sus ejes visuales hacia delante. Este desarrollo se produce alrededor de los 3 meses de edad.
- Curvatura lumbar: se manifiesta como una convexidad hacia delante y se desarrolla cuando el niño adquiere la capacidad de ponerse de pie y caminar erguido. Esto ocurre alrededor de los 18 meses de edad.

En las regiones torácica y sacra, las concavidades ventrales persisten como en la vida prenatal (curvaturas primarias).

6.3.2 Anomalías de las curvaturas vertebrales

Las anomalías de las curvaturas vertebrales pueden clasificarse del siguiente modo:

- Cifosis
  La cifosis se manifiesta por una exageración de la convexidad posterior de la curvatura torácica. Puede aparecer en la vejez debido a la osteoporosis o a la degeneración del disco vertebral.

- Lordosis
  La lordosis se produce como una exageración de la convexidad anterior de la curva lumbar. Puede producirse como consecuencia de un embarazo o de la hinchazón del vientre.

- Escoliosis
  La escoliosis representa una curvatura lateral anormal de la columna vertebral, orientada hacia la derecha o hacia la izquierda. Es más frecuente en la región torácica y puede estar causada por poliomielitis, una pierna corta o una disfunción de la cadera.

Enfoque clínico
Disminución de la estatura de un individuo: la estatura de un individuo, especialmente si se dedica a levantar cargas, puede ser menor por la noche que por la mañana. Esto ocurre porque, con la fatiga, las curvas de la columna vertebral tienden a aumentar y la turgencia del núcleo pulposo de los discos intervertebrales a disminuir. Además, se reduce la altura de los arcos de los pies. Con descanso nocturno, la persona puede recuperar su estatura normal por la mañana. La estatura de un individuo en la vejez disminuye debido al aplanamiento de los discos intervertebrales como consecuencia de la desecación y deshidratación del núcleo pulposo.

Dolor de espalda y de piernas en las mujeres: en las mujeres que llevan zapatos de tacón alto, la postura se vuelve antinatural. El cuerpo se inclina hacia delante, las rodillas se doblan excesivamente y la columna se empuja hacia delante en relación con la curvatura lumbar para mantener el equilibrio. El resultado es un desplazamiento de la línea del centro de gravedad del cuerpo, que sobrecarga los músculos y ligamentos de la espalda y las piernas en un intento de mantener una postura erguida. Esto provoca dolor de espalda y de piernas.

Latigazo cervical: los movimientos de flexión y extensión de la columna cervical disminuyen de la mitad superior a la inferior de la región cervical. En consecuencia, la mitad inferior se asemeja al mango del látigo y la mitad superior al látigo. Los cambios bruscos de impulso producen el llamado latigazo cervical, que se produce aproximadamente en la región cervical media. Las lesiones por latigazo cervical suelen producirse como consecuencia de un impacto trasero, cuando un vehículo en ligero movimiento choca con otro vehículo que circula por delante. Las lesiones por latigazo cervical son una causa frecuente de dolor cervical persistente.

Información clave

Número total de vértebras de la columna vertebral	33
Número total de vértebras verdaderas de la columna vertebral	24
Vértebra más ancha	L5
Disco intervertebral más grueso	Disco entre las vértebras L5/S1
Zona donde es más frecuente el prolapso discal	Disco intervertebral entre L5/S1
Disco de la región cervical más propenso a la hernia	Disco entre las vértebras C5/C6
Zona donde suele producirse el latigazo cervical	Región cervical media
Anomalía congénita de la columna vertebral más frecuente	Espina bífida
Región de la columna vertebral donde es más frecuente la luxación	Región dorso-lumbar entre las vértebras T12 y L1
Región de la columna vertebral donde es más frecuente la compresión vertebral	Región lumbar
Región de la columna vertebral donde es más frecuente la tuberculosis	Región cervical
Nódulo de Schmorl	Extrusión (hernia) del núcleo pulposo dentro del cuerpo vertebral

Capítulo 7
El sistema muscular

Introducción

Los músculos representan un tejido contráctil del cuerpo derivado de la capa mesodérmica de las células germinales embrionarias. Forman la carne roja del cuerpo y representan alrededor del 40% del peso corporal.
El tejido muscular está compuesto por células diferenciadas que contienen proteínas contráctiles. La biología estructural de estas proteínas genera las fuerzas necesarias para la contracción celular. Como resultado, los músculos son responsables del movimiento dentro de ciertos órganos y del cuerpo.

7.1 Clasificación de los músculos

En función de sus características morfológicas y funcionales, los músculos se clasifican en tres grupos:

- Músculos esqueléticos (voluntarios)
- Músculos lisos (involuntarios)
- Músculos cardíacos (involuntarios)

Los músculos esqueléticos están unidos al esqueleto, los músculos lisos forman las paredes de las vísceras y los músculos cardíacos forman la pared del corazón (miocardio). Las principales diferencias entre las tres categorías se resumen en la tabla a continuación. Además de los músculos esqueléticos, cardíacos y lisos, el organismo está dotado de células contráctiles que funcionan como unidades unicelulares:

- Células mioepiteliales
- Miofribroblastos

Las células mioepiteliales son células epiteliales fusiformes que contienen proteínas contráctiles en forma de filamentos de actina. Están presentes en la base de los acinos secretores de las glándulas (por ejemplo, salivares, lagrimales, mamarias y sudoríparas), entre la membrana basal y la superficie periférica de las células epiteliales de los acinos. La contracción de las células mioepiteliales favorece la secreción.
Los miofibroblastos intervienen en la cicatrización de las heridas.

Músculos esqueléticos	Músculos lisos	Músculos cardíacos
Presentes en las extremidades, las paredes corporales, la lengua, la faringe y la parte inicial del esófago	Presentes en esófago, tracto urogenital, vejiga urinaria, vasos sanguíneos, iris ocular, músculo erector del pelo	Presentes en las paredes musculares
Forma larga y cilíndrica	Forma cónica	Forma cilíndrica y corta
Fibras no ramificadas	Fibras no ramificadas	Fibras ramificadas
Mononúcleo	Ausencia de núcleo	Ausencia de núcleo
Delimitados por el sarcolema	Delimitados por el plasmalema	Delimitados por el plasmalema
Presencia de vetas claras y oscuras	Ausencia de vetas claras y oscuras	Presencia de vetas claras y oscuras
Ausencia de discos	Ausencia de discos	Presencia del disco intercalado característico
Terminaciones nerviosas conectadas al sistema nervioso craneal	Terminaciones nerviosas conectadas al sistema nervioso autónomo	Terminaciones nerviosas conectadas al sistema nervioso autónomo
Abundante riego sanguíneo	Mala circulación sanguínea	Abundante riego sanguíneo
Contracción rápida	Contracción lenta	Contracción rápida
Fácil de cansar	Ausencia de fatiga	Ausencia de fatiga
Tipo voluntario	Tipo involuntario	Tipo involuntario

7.2 Propiedades fundamentales de los músculos

Aunque la estructura y las funciones de los músculos esqueléticos, lisos y cardíacos difieren, todos los músculos comparten las siguientes propiedades fundamentales:

- Irritabilidad o sensibilidad a los estímulos;
- Contractilidad, cuando se estimula, el músculo se contrae longitudinalmente provocando su acortamiento;
- Extensibilidad, una vez acabado el estímulo, las fibras musculares vuelven a su longitud original;
- Elasticidad, el músculo adopta la forma deseada independientemente de la elongación.

La estructura y las funciones del músculo liso se comprenden mejor al estudiar los órganos involuntarios del cuerpo, y las del músculo cardíaco al estudiar el corazón. Las nociones de este capítulo se limitan únicamente al músculo esquelético, por ser el más relevante clínicamente.

7.3 Músculos esqueléticos

7.3.1 Funciones del músculo esquelético

Los músculos esqueléticos también se denominan músculos estriados, músculos voluntarios o músculos somáticos.

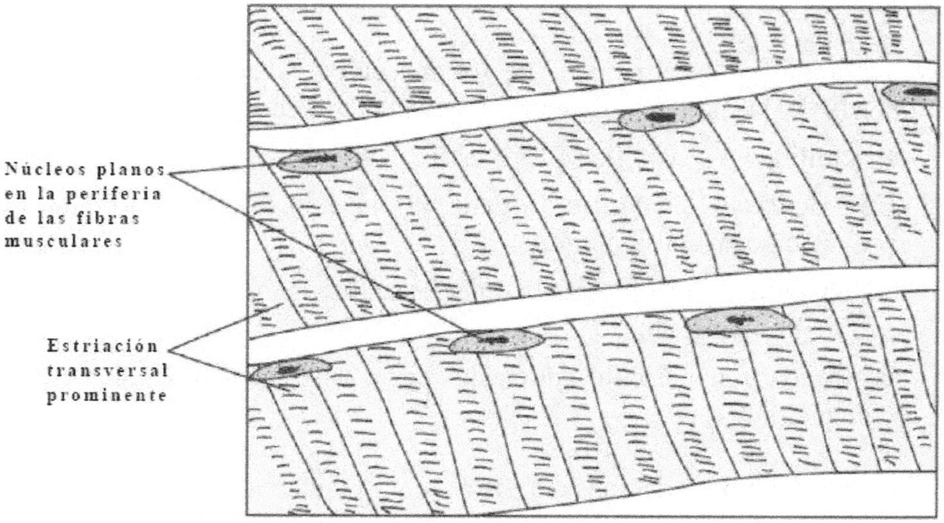

Músculos esqueléticos

Sus principales funciones pueden resumirse así:

- Movimiento
  El movimiento es la función más evidente y visible de los músculos esqueléticos, que, mediante su contracción, permiten todos los movimientos del cuerpo humano.

- Producción de calor
  El metabolismo dentro de las células musculares libera calor como producto final. La producción de calor aumenta enormemente durante la actividad física intensa.

- Apoyo corporal y postural
  Los músculos esqueléticos mantienen la postura corporal proporcionando apoyo en las articulaciones flexibles. Los músculos trabajan en todo momento, incluso en posturas que parecen estáticas, como sentarse o mantener la cabeza recta.

7.3.2 Estructura microscópica de los músculos esqueléticos

Los músculos esqueléticos están formados por fibras musculares y tejidos conjuntivos de soporte.

7.3.2.1 Tejidos de soporte

Los tejidos de soporte son fundamentales en el sostenimiento organizativo del músculo. El endomisio rodea cada fibra muscular, mientras que el perimisio cubre los haces (fascículos o mionemas) de fibras musculares de diversos tamaños. Por último, el epimisio rodea todo el músculo.
En la unión entre el músculo y el tendón, las fibras del tejido de sostén se unen a las fibras del tendón.

7.3.2.2 Fibras musculares

Cada músculo está compuesto por numerosas fibras musculares. Cada fibra muscular representa una célula cilíndrica multinuclear estriada transversalmente (miocito) de entre 1 y 300 milímetros de longitud.
El miocito está formado por sarcolema, una membrana celular en cuyo interior está contenido el sarcoplasma (citoplasma).
En el sarcoplasma hay cientos de núcleos dispuestos en la periferia de la fibra y numerosos filamentos longitudinales contráctiles llamados miofibrillas.
Cada miofibrilla se caracteriza por la alternancia de bandas claras y oscuras. Las bandas oscuras se denominan bandas A o anisotrópicas, mientras que las bandas claras se denominan bandas I o isotrópicas. Las bandas de las miofibrillas adyacentes están alineadas transversalmente, de modo que la fibra muscular parece estriada.
En el centro de la banda oscura hay una banda clara, llamada banda H, con una banda oscura, llamada banda M, en el centro. En el centro de la banda I está el disco Z, también llamado membrana de Krause. El segmento de miofibrilla situado entre los dos discos Z se denomina sarcómero.

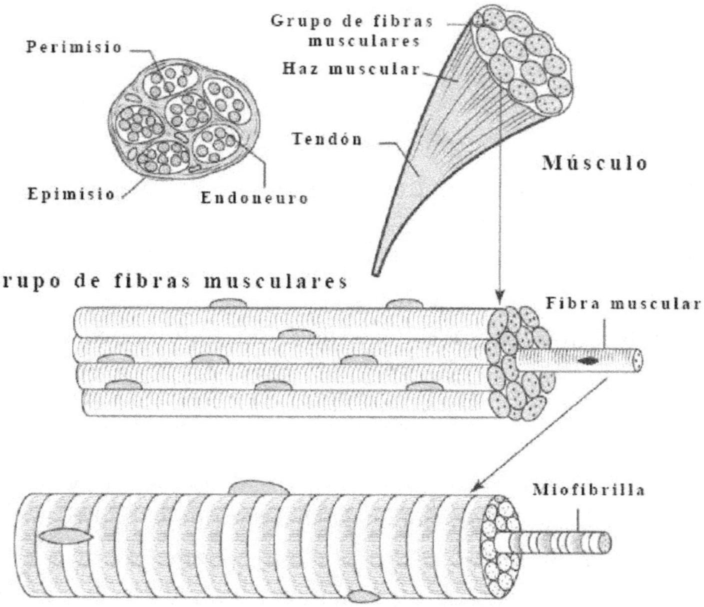

7.3.2.3 Proteínas miofibrilares

Las proteínas miofibrilares pueden clasificarse en dos grupos:

- Los miofilamentos gruesos están formados por una proteína llamada miosina. La miosina constituye el 60% de la proteína miofibrilar y es la proteína contráctil más abundante;
- Los delgados miofilamentos están formados por proteínas llamadas actina y tropomiosina.

7.3.2.4 Mecanismo de contracción muscular

El sarcómero representa la unidad básica de la contracción. Está formado por dos tipos de miofilamentos dispuestos paralelamente al eje longitudinal de la miofibrilla:

- Filamentos gruesos: están compuestos de proteína miosina y ocupan la banda A;

- Filamentos finos: están compuestos principalmente por la proteína actina y también por tropomiosina y troponina. Un extremo de cada uno de estos filamentos, durante una cierta distancia, se extiende paralelamente y entre los filamentos gruesos dentro de la banda A. El otro extremo del filamento delgado está unido a la línea Z de la banda I.
  Durante la contracción muscular, los filamentos finos de actina se deslizan entre los filamentos gruesos de miosina hacia el centro del sarcómero, acercando así las líneas Z y provocando un acortamiento de la unidad contráctil.

Durante la contracción, no se produce el acortamiento de los filamentos gruesos y finos individuales.
El deslizamiento de los filamentos se produce bajo la influencia de la energía liberada por el ATP y de los iones Ca2+ liberados por el retículo sarcoplásmico.

Enfoque clínico
Rigor mortis: el rigor mortis representa la rigidez de los músculos voluntarios e involuntarios del cuerpo tras la muerte. Comienza de 2 a 4 horas después de la muerte y se completa al cabo de 6 a 12 horas. Desaparece gradualmente en un plazo de 2 a 4 días. En casos médico legales ayuda a determinar la hora de la muerte.
El rigor mortis se produce debido al agotamiento del trifosfato de adenosina (ATP) del músculo. El mecanismo es el siguiente:

- El menor nivel de ATP interrumpe el transporte de iones Ca2+ en el retículo sarcoplásmico;
- La deficiencia de iones Ca2+ del retículo sarcoplásmico al sarcoplasma provoca la ruptura del retículo tras la muerte celular;
- Aumenta el nivel de calcio en el sarcoplasma, formando así puentes cruzados entre la actina y la miosina.
- La miosina no puede separarse de la actina debido a la deficiencia de ATP y, como resultado, el músculo no puede relajarse y permanece rígido hasta que se produce la degeneración del tejido.

7.3.3 Clasificación de las fibras en los músculos esqueléticos

Las fibras musculares de los músculos esqueléticos se clasifican principalmente en dos tipos:

- Fibras rojas (tipo I);
- Fibras blancas (tipo II).

Las fibras rojas son fibras de contracción lenta, su velocidad de contracción es lenta pero más sostenida en el tiempo. Son muy resistentes a la fatiga, por lo que están muy presentes en los músculos posturales, los músculos largos de la espalda (músculos antigravitatorios).
Las fibras blancas son fibras de contracción rápida, su velocidad de contracción es rápida pero menos prolongada. Son fibras que se fatigan fácilmente y, por tanto, están más presentes en los músculos extraoculares del globo ocular.
Por último, es importante destacar la existencia de fibras intermedias, un tipo de fibra que representa una variante de las fibras de tipo II. Las fibras intermedias son relativamente resistentes a la fatiga, aunque su grado de resistencia sigue siendo inferior al de las fibras de tipo I (fibras lentas).
La siguiente tabla resume las principales características de ambos grupos de fibras.

Características	Fibras rojas	Fibras blancas
Velocidad de contracción	Lenta	Rápida
Fatiga	Resistente a la fatiga	Baja resistencia a la fatiga
Suministro de sangre	Abundante	Limitado
Contenido de mioglobina	Alta	Escasa
Producción de ATP	Mediante la glucólisis aeróbica	Mediante la glucólisis anaeróbica
Contenido en glucógeno	Alta	Escasa
Diámetro	Más pequeño	Más grande

7.3.4 Estructura de las fibras musculares

La disposición de las fibras musculares varía en función de la dirección, la fuerza y la amplitud de movimiento habitual de una articulación concreta.
La fuerza del movimiento es directamente proporcional al número y tamaño de las fibras del músculo, mientras que la amplitud del movimiento es proporcional a la longitud de

las fibras. Los músculos, en función de la disposición de sus haces, pueden clasificarse en los siguientes grupos:

- Músculos con fibras paralelas
  Este grupo está representado por músculos en los que las fibras se disponen paralelas a la línea de tracción del músculo.
  Son músculos capaces de amplias contracciones y, por tanto, tienen una amplia amplitud de movimiento y una buena resistencia.
  En estos casos, el músculo puede ser:
    - *Ancho:* cuando las fibras musculares son planas y en las extremidades se fusionan con la aponeurosis. Un ejemplo de ello es el diafragma;
    - *En forma de cinta:* cuando las fibras musculares se disponen paralelos entre sí de un extremo al otro. Un ejemplo de ello es el músculo sartorio;
    - *En abanico:* cuando las fibras musculares convergen en un tendón en un extremo, pero divergen en el extremo opuesto. Un ejemplo es el músculo temporal;
    - *Fusiforme:* cuando las fibras musculares siguen un curso paralelo entre sí y convergen en un tendón en uno o ambos extremos. Un ejemplo de ello es el bíceps braquial.

- Músculos con fibras oblicuas
  Los músculos de fibras oblicuas incluyen los músculos en los que las fibras siguen una dirección oblicua en relación con la línea de tracción. En tales casos, el músculo puede tener una estructura triangular o pinnada similar a la de una pluma.
  Esta arquitectura muscular fortalece el músculo, pero reduce la amplitud de movimiento.
  Un músculo de fibra oblicua puede pertenecer a una de las siguientes clasificaciones:
    - *Unipenado:* cuando las fibras musculares convergen en el mismo tendón central. Un ejemplo de ello es el peroneo corto;
    - *Semipenado:* cuando las fibras musculares están situadas entre dos láminas tendinosas. Un ejemplo es el flexor largo del pulgar;
    - *Bipenado:* cuando las fibras musculares tienen un origen diferente pero convergen en el mismo tendón central. Un ejemplo es el músculo recto femoral;
    - *Multipenado:* cuando las fibras musculares tienen varios tendones de origen en los que convergen. Un ejemplo de ello es el músculo deltoides.

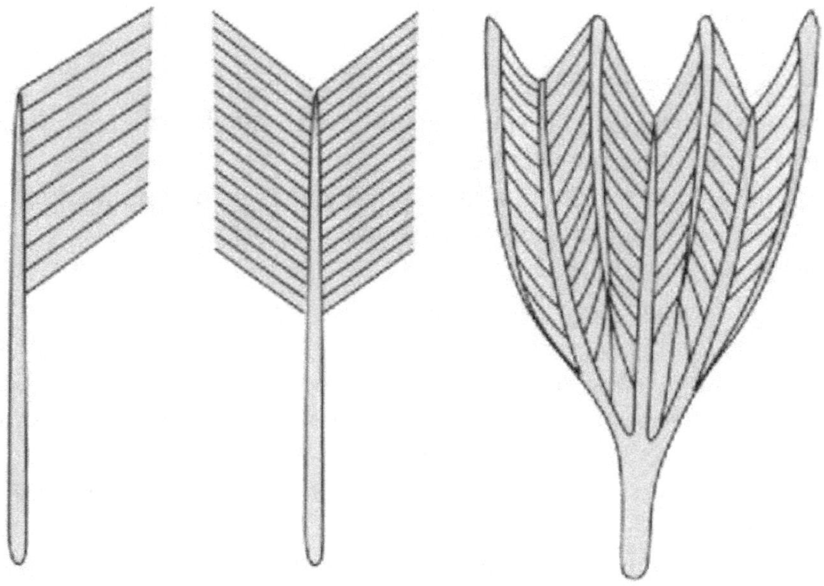

7.3.5 Características macroscópicas de los músculos esqueléticos

En términos generales, el músculo esquelético se caracteriza por una forma larga y cónica, que se extiende sobre una articulación y se une a un hueso en ambos extremos mediante un tendón. Consta de dos extremidades y dos partes centrales.

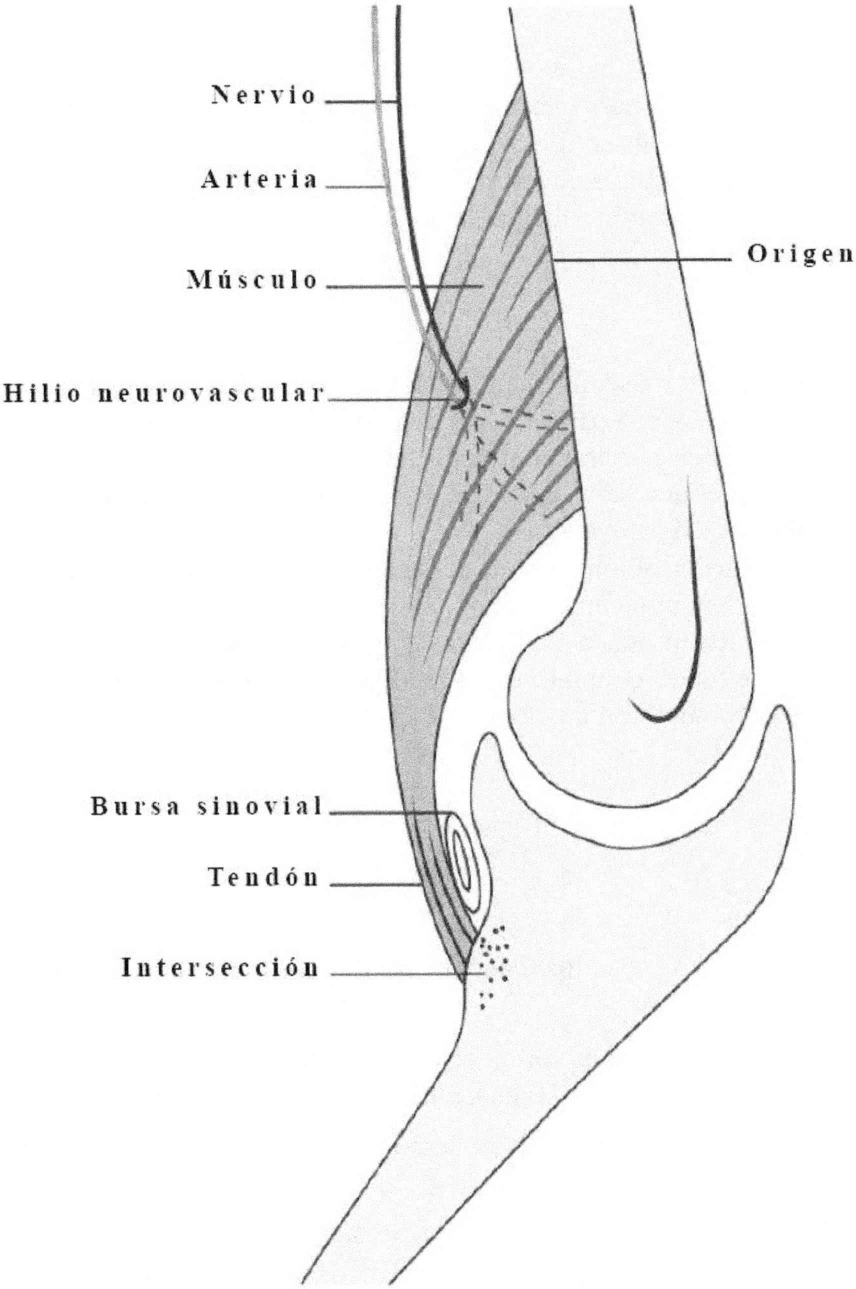
Nervio
Arteria
Músculo
Hilio neurovascular
Origen
Bursa sinovial
Tendón
Intersección

7.3.5.1 Extremidades

Cuando el músculo se contrae, un hueso se mueve con respecto al otro en la articulación. El extremo más fijo o estacionario se define como el origen del músculo, mientras que el extremo móvil se denomina inserción.
Sin embargo, la disposición puede invertirse si la parte más móvil se convierte en la menos móvil, esta situación se denomina acción muscular reversible.

7.3.5.2 Parte central

Las partes centrales de un músculo están representadas por una parte carnosa engrosada llamada vientre muscular y una parte fibrosa en forma de cuerda llamada tendón.
El vientre muscular indica la parte contráctil del músculo y generalmente está unido al hueso en proximidad del que se va a mover. Es una zona especialmente vascularizada y tiene la tasa metabólica más elevada.
El tendón atraviesa la articulación y se une al hueso que hay que mover. Cuando el tendón tiene forma plana, se denomina aponeurosis.
En la articulación miotendinosa, la estructura de tejido conjuntivo del vientre muscular se une a la estructura de tejido conjuntivo del tendón. Las fibras del vientre muscular son continuas, pero no continuas con las fibras del tendón.

7.4 Tendones

Las principales características de los tendones pueden resumirse como sigue:

- El tendón tiene una estructura en forma de cuerda formada por tejido conjuntivo denso y regular que conecta el vientre del músculo con el periostio del hueso;
- Su función es transferir la fuerza de contracción del músculo a través de la articulación y sobre el hueso que se va a mover;
- La forma aplanada del tendón se llama aponeurosis;
- El riego sanguíneo del tendón procede de dos fuentes: los vasos del propio músculo y los vasos periósticos del hueso al que está unido;
- En muchos casos, los tendones están sometidos a fricción, y para ello existe una estructura lubricante: una bursa sinovial o vaina sinovial que les permite moverse

libremente. La vaina sinovial consta de dos capas: una capa visceral que recubre el tendón y una capa parietal. Las dos capas están separadas por una fina película de líquido sinovial.

- Los tendones son esenciales para resistir la presión, ya que son extremadamente fuertes. Un tendón cuya sección transversal es de 6 cm es capaz de soportar un peso de 4000 a 8000 kg.
- Los tendones están provistos de terminaciones nerviosas sensoriales; los órganos tendinosos de Golgi son los que desempeñan un papel importante en el reflejo tendinoso.

Enfoque clínico

Rotura tendinosa: Cuando el tendón de un músculo se secciona o se rompe, el músculo se vuelve ineficaz. Para evaluar la integridad de un tendón, es necesario conocer el lugar de su inserción y el movimiento que normalmente produciría la contracción de su músculo. Los tendones se rompen debido a un traumatismo directo, sobre todo cuando se debilitan por el roce con un callo fracturado o con osteofitos, un hueso nuevo producido por la artritis.

El tendón del bíceps braquial, el tendón de Aquiles y los tendones de las manos son los más propensos a la rotura. Como los tendones tienen un escaso riego sanguíneo si se rompen, no se curan. Por lo tanto, suele ser necesaria la reconstrucción quirúrgica.

7.5 Mecanismos de lubricación muscular

En todas las situaciones en las que un tendón muscular está sometido a fricción, está presente una estructura lubricante, que puede consistir en una bursa sinovial o una vaina sinovial.

7.5.1 Bursa sinovial

Una bursa sinovial consiste en una bolsa cerrada formada por tejido areolar. Tiene una estructura similar a la membrana sinovial; sus paredes sólo están separadas entre sí por una fina película de líquido viscoso.

La bursa sinovial es un importante lubricante que reduce la fricción y permite el libre movimiento de los tendones musculares. Se forma siempre que los tendones rozan con el hueso, el cartílago, los ligamentos u otros tendones, por eso son más frecuentes en las extremidades.
Las bursas sinoviales también están presentes en las proximidades de las articulaciones, donde la piel roza con las estructuras óseas subyacentes; un ejemplo es la bursa prepatelar, que en ocasiones se comunica con la cavidad articular (bursa supra traumática).

Hay tres tipos diferentes de bursas:
1. Subtendinosa
2. Articulada
3. Subcutánea

Las bursas sinoviales subtendinosas se forman entre el tendón y el hueso, el tendón y el ligamento, o entre dos tendones adyacentes. La mayoría de las bursas sinoviales de las extremidades pertenecen a este tipo.
Las bursas sinoviales articulares desempeñan la función de una articulación; un ejemplo es la bursa entre los dientes del axis (segunda vértebra cervical) y el ligamento transverso del atlas (primera vértebra cervical).
Por último, las bursas sinoviales subcutáneas intervienen entre la piel y la prominencia ósea próxima a la articulación. Un ejemplo es la bursa prepatelar.

Enfoque clínico
Bursitis: la bursa sinovial puede inflamarse fácilmente y causar hinchazón y dolor. Esta afección clínica se denomina bursitis.

Bursa adventicia: La bursa adventicia representa una bursa formada a partir de espacios tisulares de tejido areolar suelto sometido a presión y fricción continuas.

7.5.2 Vaina sinovial

En general, cuando los tendones atraviesan bandas fibrosas o túneles osteofibrosos, están rodeados de vainas sinoviales.
La vaina sinovial se extiende aproximadamente 1 cm a cada lado del lugar de fricción. El tendón invagina la vaina por un lado, de modo que el tendón queda suspendido dentro de

la bursa por un mesotendón. El mesotendón permite que los vasos sanguíneos entren en el tendón, de modo que, estructuralmente, la vaina sinovial está formada por dos capas concéntricas (parietal y visceral) de membrana sinovial.
Las dos capas están separadas por una película capilar de líquido sinovial; en los lugares donde la amplitud de movimiento es excesiva, el mesotendinoso desaparece por completo o se contrae en pequeñas y estrechas cuerdas, como en el caso de las vainas sinoviales digitales que rodean los tendones flexores largos de los dedos de manos y pies.

7.6 Circulación sanguínea en el sistema muscular

Las células musculares tienen una elevada tasa de actividad metabólica, por lo que necesitan una amplia vascularización para recibir nutrientes y oxígeno y eliminar los productos de desecho.
Los músculos pequeños suelen estar irrigados por una sola arteria y, a veces, por dos venas que devuelven la sangre. Los músculos grandes suelen estar irrigados por varias arterias y venas.
El intercambio capilar entre arterias y venas se produce a través del endomisio que rodea a las fibras musculares individuales.

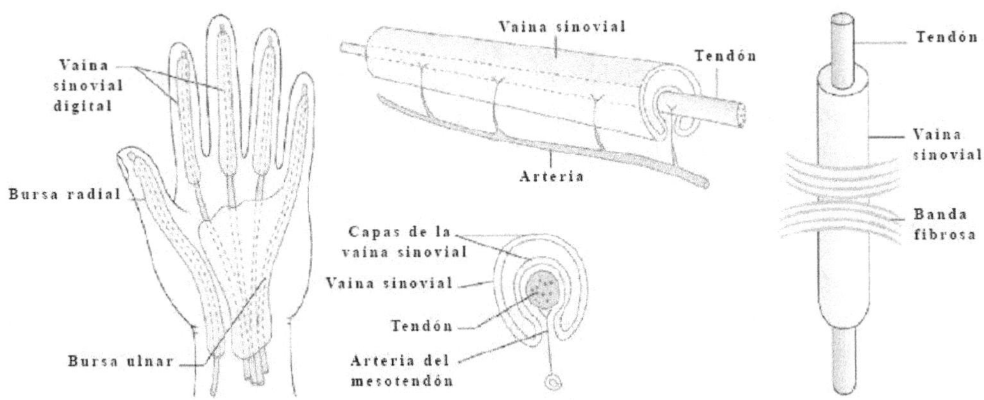

7.6.1 Clasificación de los músculos según los pedículos vasculares

Los músculos se clasifican en cinco grupos según el número de pedículos vasculares que entran en el músculo y su dominancia relativa:

- Tipo I
  Se trata de músculos que poseen un único pedículo vascular, como el tensor de la fascia lata irrigado por la rama ascendente de la arteria circunfleja femoral lateral y el gastrocnemio irrigado por la arteria sural.

- Tipo II
  Los músculos de tipo II poseen un único pedículo vascular dominante y varios pedículos vasculares menores. Éste es el caso del músculo gracilis, irrigado por la arteria circunfleja médica en el pedículo dominante

- Tipo III
  Representan músculos con dos pedículos dominantes separados por diferentes arterias fuente. Algunos ejemplos son el recto abdominal, alimentado por las arterias gástricas superior e inferior, y el glúteo mayor, irrigado por las arterias glúteas superior e inferior.

- Tipo IV
  Este grupo de músculos posee pedúnculos vasculares más pequeños que, si están aislados, son incapaces de irrigar todo el músculo. Entre ellos se encuentran el sartorio y el músculo tibial anterior.

- Tipo V
  Son músculos que poseen un pedúnculo vascular dominante y varios segmentos de pedúnculos secundarios. Entre ellos se encuentra el pectoral mayor, que está irrigado por la rama pectoral del tronco torácico-acromial (pedúnculo dominante) y las perforantes anteriores de la arteria torácica interna (irrigación secundaria).

Este tipo de clasificación es especialmente importante en situaciones quirúrgicas relevantes, ya que permite determinar qué músculos sobrevivirán si se utilizan como injertos en cirugía plástica y reconstructiva.

7.7 Terminaciones nerviosas en los músculos esqueléticos

7.7.1 Fibras nerviosas

Un nervio que llega a un músculo se llama nervio motor. Los nervios que se observan en las fibras musculares pueden ser de dos tipos:

- Las fibras nerviosas motoras o eferentes representan alrededor del 60% y son las que permiten que los músculos se contraigan.
  Se dividen en dos categorías. La primera categoría engloba las fibras motoras gamma, que se originan en la lámina IX y están conectadas a las fibras intrafusales a través de placas motoras que terminan en la estructura miofibrilar encargada de la contracción muscular.
  La segunda categoría incluye las fibras motoras alfa que, aunque se originan en la lámina IX como las fibras motoras gamma, se caracterizan por una dirección hacia las fibras extrafusales.

- Las fibras nerviosas sensoriales, o aferentes, representan el 40% restante e incluyen las fibras capaces de atravesar la cápsula del huso muscular y llegar a su interior.
  Estas fibras pueden dividirse en dos categorías según el camino que siguen una vez que han penetrado en el huso muscular. Las terminaciones anuloespirales indican las fibras nerviosas sensitivas que llegan a la región ecuatorial y terminan formando una espiral alrededor de las fibras intrafusales en el saco de los núcleos.
  En cambio, las terminaciones secundarias alcanzan la región periférica, es decir, la zona comprendida entre las fibras de saco del núcleo y las fibras de cadena del núcleo.

7.7.2 Husos musculares

Los husos musculares son órganos terminales sensoriales que pertenecen a los músculos esqueléticos y se caracterizan por su forma cónica. Cada huso muscular contiene entre 6 y 14 fibras musculares intrafusales, que se dividen en dos categorías: fibras en cadena del núcleo y fibras en saco del núcleo.

- Las fibras de la cadena del núcleo son más cortas y sus núcleos están en una sola fila. Son fibras que se encuentran en la región periférica del huso muscular.

- Las fibras en saco de núcleo se caracterizan por tener núcleos más grandes dispuestos en la parte central de la propia fibra. Este tipo de fibra se encuentra principalmente en la región ecuatorial de los husos musculares.

La comunicación nerviosa motora dentro de los husos musculares procede de las motoneuronas gamma (neurona motora gamma) contenidas en la médula espinal. En este proceso, los husos musculares son los receptores de la señal de estiramiento enviada centralmente. Registran y apoyan la regulación del grado y la velocidad de contracción de las fibras extrafusales influyendo en las neuronas alfa.

El punto motor indica el punto, o puntos, donde el nervio motor entra en el músculo. La estimulación eléctrica es más eficaz cuando se realiza en estas regiones específicas.

La unidad motora está representada por una sola motoneurona alfa junto con las fibras musculares inervadas por ella. El tamaño de la unidad motora depende de la precisión del control muscular. Las unidades motoras más pequeñas, formadas por entre 5 y 10 fibras musculares, se encuentran en músculos caracterizados por movimientos contenidos. En cambio, las unidades motoras más grandes, formadas por entre 100 y 2000 fibras musculares, se observan en músculos capaces de movimientos más grandes y fuertes, como los de las extremidades.

El músculo compuesto o híbrido se refiere a todos los músculos inervados por varios conjuntos de fibras y nervios con orígenes diferentes. Un ejemplo de ello es el pectoral mayor.

Información clave

Número total de músculos del cuerpo humano	400
El músculo más grande del cuerpo humano	Glúteo mayor
El músculo más largo del cuerpo humano	Sartorio
Característica más importante de los músculos	Contractibilidad
Tipo de músculo más común en el cuerpo humano	Músculo esquelético
Unidad contráctil funcional del músculo	Sarcómeros
El tendón más largo del cuerpo humano	Tendón plantar
Tendón más grande del cuerpo humano	Tendón de Aquiles
Músculo utilizado habitualmente para inyecciones intramusculares	Deltoides
Tendón más propenso a la rotura	Tendón de Aquiles
El músculo más diferenciado del cuerpo humano	Músculo cardíaco
Todos los músculos necesitan estimulación nerviosa para contraerse, excepto el	Músculo cardíaco, que puede contraerse sin estimulación nerviosa (contracción miogénica)

Capítulo 8

Sistema cardiovascular

Introducción

El sistema cardiovascular está formado por el corazón y los vasos sanguíneos. Es esencial para suministrar nutrientes a todo el organismo y eliminar los productos de desecho de los distintos tejidos del cuerpo.
El medio de transporte utilizado es la sangre que fluye a través de canales tubulares llamados vasos sanguíneos. Se trata de un sistema cerrado en el que la sangre que contiene sirve de medio de transporte de diversos agentes, como nutrientes, oxígeno, dióxido de carbono, etc.
El corazón bombea sangre y proporciona la fuerza principal que hace circular la sangre, mientras que los vasos sanguíneos transportan la sangre a todos los tejidos corporales y de vuelta al corazón. Además, los vasos sanguíneos participan en la regulación de la tensión arterial. Los vasos que llevan la sangre fuera del corazón se llaman arterias, mientras que los que la devuelven al corazón se llaman venas. Los vasos microscópicos que conectan arterias y venas se llaman capilares. Estos vasos permiten un fácil intercambio de nutrientes, metabolitos y gases respiratorios.

8.1 Funciones del sistema cardiovascular

Las principales funciones del sistema cardiovascular pueden resumirse como sigue:

- Transporte de nutrientes a distintas partes del cuerpo;
- Eliminación de los productos de desecho metabólicos de los órganos y tejidos del cuerpo;
- Realización del intercambio gaseoso en los pulmones mediante la ingesta de oxígeno y la eliminación de dióxido de carbono;
- Transporte de hormonas y otras moléculas reguladoras desde su lugar de origen a tejidos diana distantes.

- Favorece la protección contra una posible infección por leucocitos.

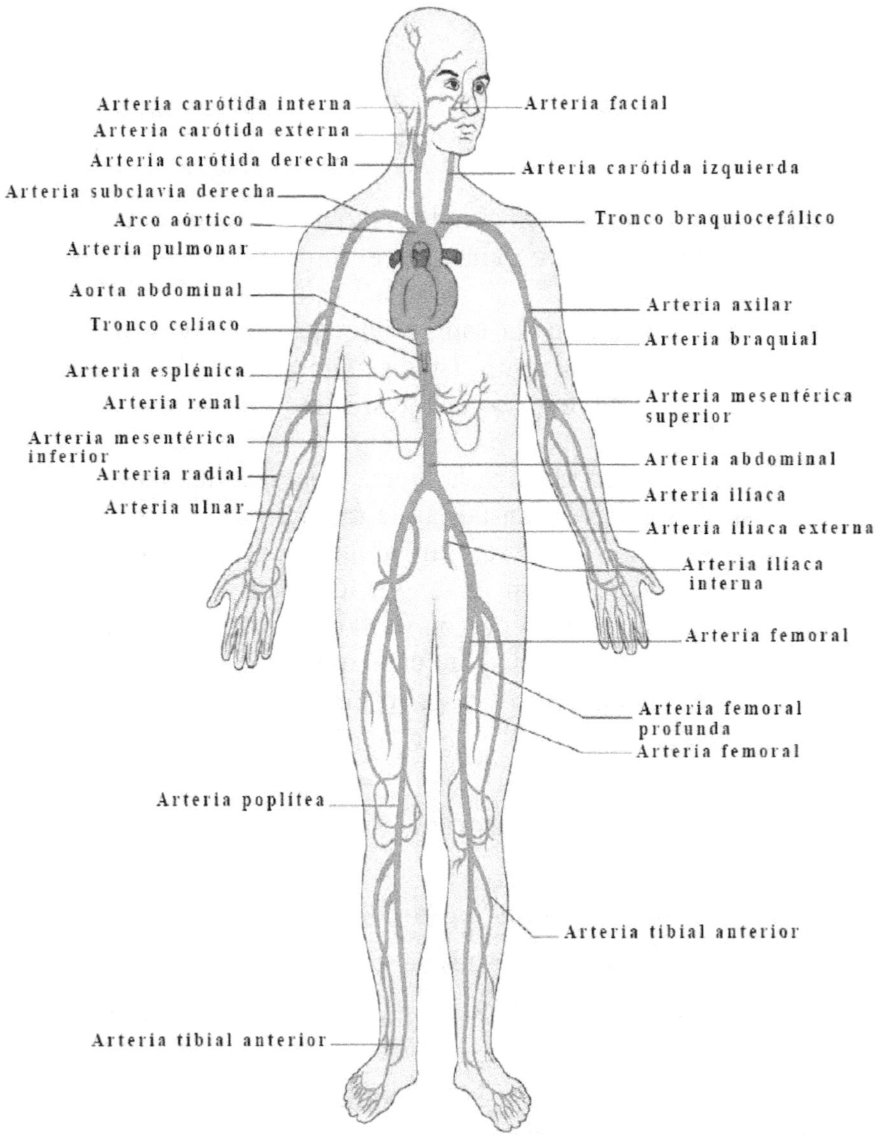

8.2 Componentes del sistema cardiovascular

Los tres componentes principales del sistema cardiovascular están representados por:

- Sangre
- Corazón
- Vasos sanguíneos

8.2.1 La sangre

La sangre es un tejido conjuntivo altamente especializado, formado por células sanguíneas y plasma.

8.2.1.1 Células sanguíneas

A su vez, las células sanguíneas pueden dividirse en tres categorías:

- Eritrocitos
- Leucocitos
- Trombocitos (plaquetas)

Eritrocitos
Los eritrocitos, también conocidos como glóbulos rojos, son células en forma de disco sin núcleo ni mitocondrias. Reciben energía mediante la respiración anaeróbica y el transporte de oxígeno y dióxido de carbono.

Leucocitos
Los leucocitos, o glóbulos blancos, pueden ser de dos tipos: granulocitos o agranulocitos. Los primeros tienen gránulos en su citoplasma, mientras que los segundos no tienen gránulos.
Los granulocitos pueden ser de tres tipos.

- *Neutrófilos*: sus gránulos no tienen afinidad ni por la tinción de eosina (de rosa a rojo) ni por la tinción de hematoxilina (de azul a morado). Tienen un núcleo multilobulado y desempeñan un papel importante en la fagocitosis de bacterias y células muertas; por tanto, confieren inmunidad natural (innata). Los neutrófilos son los primeros en llegar a una zona de daño tisular.

- *Eosinófilos:* sus gránulos se tiñen con eosina. Tienen un núcleo bilobulado. Intervienen en la reducción de la gravedad de la reacción alérgica segregando histaminasa. Su nivel en la sangre aumenta en las reacciones alérgicas (eosinofilia).
- *Basófilos:* sus gránulos se tiñen de azul con hematoxilina. Liberan el anticoagulante heparina, histamina e hidroxitriptamina. Los basófilos intervienen en la hipersensibilidad inmediata (tipo I) y en la reacción (reacciones anafilácticas), provocando rinitis alérgica, asma, urticaria y anafilaxia.

Los agranulocitos se subdividen en:

- *Monocitos*: células fagocíticas que responden a la inflamación permitiendo que la sangre periférica entre en el tejido. Se denominan macrófagos.
- *Linfocitos*: son ligeramente más grandes que los glóbulos rojos y su núcleo llena casi toda la célula. Los linfocitos son de dos tipos: linfocitos B o linfocitos T. Los primeros se diferencian en la médula ósea. En respuesta al antígeno, proliferan y producen células plasmáticas que segregan inmunoglobulinas. Las células plasmáticas y las inmunoglobulinas de los linfocitos B son la base de la respuesta humoral.

  Los linfocitos T son los linfocitos que maduran y se hacen inmunocompetentes en la glándula del timo y luego entran en el torrente sanguíneo y llegan a los ganglios linfáticos y al bazo.

Enfoque clínico

Base de la inmunización: durante el desarrollo fetal, los linfocitos B se diferencian en la médula ósea. Las células maduras expresan antígenos específicos en la superficie celular; los linfocitos B maduros migran al bazo, los ganglios linfáticos y el tejido linfático del intestino y esperan la exposición al antígeno.

Cuando se exponen a antígenos, se diferencian en células plasmáticas que producen anticuerpos (inmunoglobulinas). Los linfocitos B, las células plasmáticas y las inmunoglobulinas constituyen conjuntamente la respuesta humoral.

Las células B de memoria están programadas para reaccionar ante el mismo antígeno. Tras la reexposición a ese antígeno, se provoca una respuesta inmunitaria más rápida denominada respuesta inmunitaria secundaria. Las inmunoglobulinas secretadas por las células B de memoria tienen una mayor afinidad por el antígeno que la producida durante la exposición inicial. Ésta es la base de la inmunización.

Trombocitos
Los trombocitos, o plaquetas, representan los fragmentos de células grandes llamadas megacariocitos que se encuentran en la médula ósea. Las plaquetas desempeñan un papel importante en la coagulación de la sangre, ya que constituyen la mayor parte de la masa del coágulo. Las plaquetas que se coagulan en el coágulo sanguíneo liberan una sustancia química llamada serotonina, que provoca la constricción de los vasos sanguíneos necesaria para reducir el flujo sanguíneo a la zona lesionada.

8.2.1.2 Plasma

El plasma designa la parte fluida de la sangre; su 90% está formado por agua y el resto por proteínas, sales inorgánicas, lípidos, etc. Existen tres grupos de proteínas plasmáticas:

- Álbumina
- Globulina
- Fibrinógeno

Las albúminas se producen en el hígado y proporcionan a la sangre la viscosidad necesaria para mantener y regular la tensión arterial. Las globulinas se dividen en alfa globulina, beta globulina y gamma globulina. Las globulinas alfa y beta se sintetizan en el hígado y transportan vitaminas liposolubles. Las gammaglobulinas se producen en el tejido linfoide y se denominan anticuerpos, por lo que desempeñan un papel importante en el sistema inmunitario.
El fibrinógeno se sintetiza en el hígado y desempeña un papel importante, junto con los trombocitos, en la coagulación de la sangre. Cuando el fibrinógeno se separa del plasma, se denomina suero.

8.2.2 El corazón

El corazón es un órgano muscular hueco formado por cuatro cavidades y su tamaño es comparable al de un puño cerrado. Está situado en la cavidad torácica, entre los pulmones; aproximadamente dos tercios del corazón están situados a la izquierda de la línea media del cuerpo, mientras que un tercio está situado a la derecha de la línea media del cuerpo.
El corazón está encerrado en un saco seroso (pericardio seroso), que a su vez está encerrado en un tejido conjuntivo fibroso denso llamado pericardio fibroso. El pericardio

seroso consta de una capa visceral interna y una capa parietal externa, con una cavidad entre ambas capas denominada cavidad pericárdica.

El corazón actúa como una bomba muscular central, ya que es capaz de bombear aproximadamente 5 litros de sangre por minuto. La sangre tarda aproximadamente un minuto en llegar a las partes más periféricas y volver al corazón. El peso del corazón es de aproximadamente 310 gramos en sujetos adultos de sexo masculino y 255 gramos en sujetos adultos de sexo femenino.

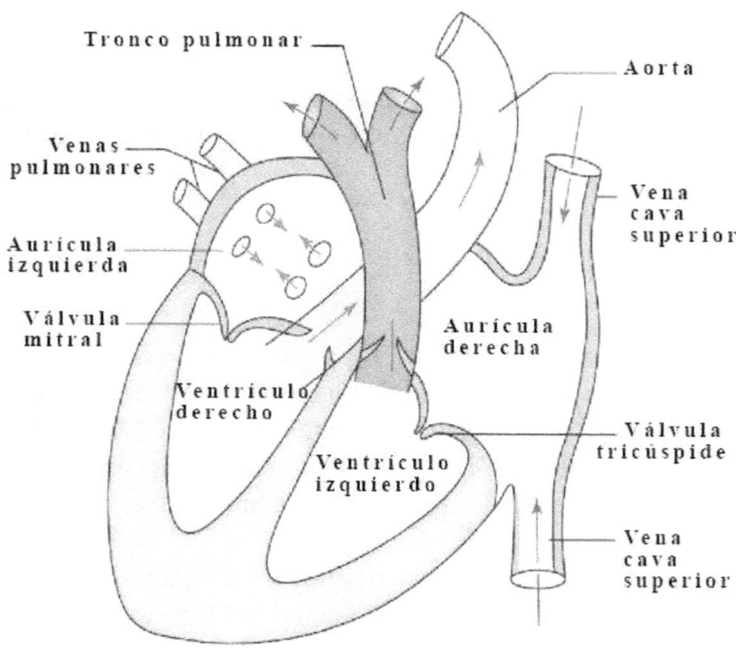

Paredes del corazón

Las paredes del corazón están formadas por tres capas distintas. Son las siguientes, ordenadas de la más superficial a la más profunda:

- *Epicardio*, compuesto por el pericardio visceral,
- *Miocardio*, representado por el músculo cardíaco,
- *Endocardio*, formado por células endoteliales. Incluye el revestimiento endotelial de los vasos sanguíneos.

8.2.2.1 Cámaras cardíacas

El interior del corazón está dividido en cuatro salas:

- Aurícula derecha,
- Aurícula izquierda,
- Ventrículo derecho,
- Ventrículo izquierdo.

La aurícula derecha y la izquierda están situadas en la parte superior, mientras que el ventrículo derecho y el izquierdo están situados en la parte superior del corazón. Cada aurícula tiene un apéndice en forma de oreja llamado aurícula. Las aurículas son cámaras receptoras, mientras que los ventrículos son cámaras de bombeo. Las aurículas están separadas entre sí por el tabique interauricular, los ventrículos están separados entre sí por el tabique interventricular.

8.2.2 Base del corazón

La base del corazón está situada en decúbito supino, delante de las cuatro vértebras torácicas centrales, es decir, de la T5 a la T8. La base está formada en un tercio por la aurícula derecha y en dos tercios por la aurícula izquierda.
La aurícula derecha recibe sangre desoxigenada de la circulación sistémica a través de la vena cava superior e inferior. La sangre de la aurícula derecha pasa al ventrículo derecho a través de la válvula atrio-venosa tricúspide derecha. La aurícula izquierda recibe sangre oxigenada de la circulación pulmonar a través de cuatro venas pulmonares. La sangre de la aurícula izquierda pasa al ventrículo izquierdo a través de la válvula aurículo-ventricular izquierda, llamada válvula mitral o válvula bicúspide.
El ventrículo derecho se contrae para bombear sangre a los pulmones a través del tronco pulmonar y las arterias pulmonares. El ventrículo izquierdo se contrae para bombear sangre al resto del cuerpo a través de la aorta y sus ramas.

8.2.2.3 Ápex del corazón

El ápex del corazón representa el extremo posterior inferior, en forma de cono, que se forma al final del ventrículo izquierdo.

8.2.2.4 Funciones del corazón

La función del corazón es principalmente la de una doble pomba:

- La mitad derecha del corazón recibe sangre desoxigenada, es decir, con poco oxígeno, y la bombea a los pulmones a través del tronco pulmonar y las arterias pulmonares.
- La mitad izquierda del corazón recibe sangre oxigenada, es decir, rica en oxígeno, de los pulmones y la bombea al resto del cuerpo a través de la aorta y sus ramas.

De ello se deduce que el corazón regula dos circuitos de flujo sanguíneo: el pulmonar y el sistémico.

8.2.2.5 Pulso apical

Cuando el corazón se contrae, el empuje del corazón puede sentirse en el precordio izquierdo. El empuje externo e inferior que puede palparse con la mano en la parte anterior de la mitad izquierda del tórax se denomina pulso apical. En los adultos, es perceptible en el quinto espacio intercostal izquierdo; en los niños, es perceptible en el segundo o tercer espacio intercostal izquierdo.
Por término medio, el corazón late unas 70 veces por minuto en los hombres y 75 veces por minuto en las mujeres
Los intervalos de los pulsos apicales considerados normales son los siguientes:

- En neonatos: 130-150/min
- En niños: 100-130/min
- En adultos: 60-90/min

8.2.2.6 Suministro arterial

El corazón recibe sangre arterial de las arterias coronarias izquierda y derecha, que derivan de la aorta ascendente inmediatamente por encima del orificio aórtico del corazón. Las arterias coronarias reciben aproximadamente el 5% de la sangre que se bombea por el cuerpo humano. Aunque el corazón es un órgano pequeño, el riego sanguíneo pone de relieve la importancia fundamental de este órgano.
Las arterias coronarias tienen la particularidad de que se llenan durante la diástole.

Enfoque clínico
Angina de pecho: en la situación en que las arterias coronarias se estrechan, se produce una reducción del suministro de sangre y oxígeno al músculo cardiaco. Como consecuencia, el individuo experimenta dolor en el precordio izquierdo, la parte media del brazo y el antebrazo. El

dolor suele aparecer durante el esfuerzo y se alivia con el reposo. Este cuadro clínico se denomina angina de pecho.

Infarto de miocardio: cuando se bloquean las arterias coronarias, se produce una isquemia miocárdica que provoca necrosis celular. Esta afección se denomina infarto de miocardio. Suele ocurrir en reposo y el dolor dura más de 10 minutos.

Infarto: esta afección clínica es una de las causas más frecuentes de muerte en la actualidad. El riesgo de infarto de miocardio puede minimizarse evitando el sobrepeso, el tabaquismo, la tensión arterial alta (hipertensión), siguiendo una dieta baja en colesterol y realizando actividad física con regularidad.

8.2.2.7 Drenaje venoso

La sangre venosa drena del corazón al seno coronario a través de las venas cardiacas grande, mediana y pequeña, la vena posterior del ventrículo izquierdo, la vena oblicua de la aurícula izquierda y la vena marginal derecha. A su vez, el seno coronario se abre en la aurícula derecha.
Las otras venas pequeñas, también llamadas venas de Tebesio, drenan directamente en las cavidades del corazón.

8.2.2.8 Terminaciones nerviosas

El corazón está irrigado por fibras simpáticas y parasimpáticas. La estimulación de las fibras simpáticas provoca un aumento de la frecuencia cardiaca y de la fuerza de contracción del corazón.
La estimulación de las fibras parasimpáticas (nervio vago) provoca una disminución de la frecuencia cardiaca y de la fuerza de contracción del corazón.
Todos los vasos cardíacos de la cadena simpática y del nervio vago contienen fibras sensitivas y motoras, a excepción del vaso cardíaco del ganglio cervical superior del simpático, que sólo contiene nervios motores postganglionares.

8.2.2.9 Sistema de conducción cardíaco

El músculo cardiaco puede ser estimulado automáticamente por su propio sistema de bombeo, formado por fibras cardiacas especializadas en iniciar y conducir el impulso cardiaco. Este fenómeno se conoce como automatismo cardíaco.

El automatismo del corazón se regula además mediante impulsos nerviosos del cerebro o metabolitos y hormonas que circulan por el organismo, que pueden aumentar o disminuir los latidos.
El sistema de conducción del corazón consta de los siguientes componentes:

- Nódulo sinoauricular (NSA): situado en la aurícula derecha, en la parte superior del surco terminal. Inicia los impulsos cardiacos, por lo que se le denomina marcapasos del corazón.
- Nódulo auriculoventricular (A-V): situado en la parte inferior del tabique interauricular. También genera impulsos, pero a un ritmo más lento que el nódulo sinoauricular.
- Fascículo auriculoventricular: conecta la musculatura auricular y ventricular.
- Fascículo de Paladino-His: conduce el impulso eléctrico desde el nódulo auriculoventricular hasta los ventrículos.
- Sistema ventricular de Purkinje: representa las ramas terminales del fascículo.

El músculo cardíaco puede contraerse incluso sin un estímulo nervioso (contracción miogénica), a diferencia de otros músculos del cuerpo que necesitan un estímulo nervioso para contraerse.

8.2.3 Vasos sanguíneos

Los vasos sanguíneos forman un intrincado sistema cerrado de tubos dentro del cual la sangre es transportada desde el corazón a los tejidos del cuerpo y luego de vuelta al corazón.
Los vasos sanguíneos incluyen:

- Arterias
- Venas
- Capilares

Las arterias son tubos de paredes gruesas que transportan la sangre fuera del corazón. La sangre que sale del corazón fluye a través de vasos sanguíneos de diámetro progresivamente menor llamados arterias y arteriolas.

Las venas son tubos de paredes finas cuya función es transportar la sangre desde los tejidos de distintas partes del cuerpo hasta el corazón. La sangre que vuelve al corazón pasa por vasos sanguíneos de diámetro progresivamente mayor, llamados venas y vénulas. Por último, los capilares representan los vasos sanguíneos microscópicos que conectan las arteriolas y las vénulas.
A excepción de los capilares y las vénulas, las paredes de los vasos sanguíneos constan de tres capas.

8.2.3.1 Clasificación de los vasos sanguíneos

Siguiendo un enfoque funcional, los vasos sanguíneos pueden clasificarse en cinco grupos:

- *Vasos de conducción,* es decir, las arterias más grandes;
- *Vasos de distribución,* es decir, las arterias más pequeñas;
- *Vasos de intercambio,* es decir, capilares, vénulas postcapilares y sinusoides;
- *Vasos de recogida*, es decir, grandes vénulas y venas;
- *Vasos de resistencia*, es decir, arteriolas.

8.2.3.2 Las arterias

Las características más importantes de las arterias son las siguientes:

- Son vasos de paredes gruesas que transportan la sangre del corazón a los capilares;
- Suelen ir acompañadas de venas y terminaciones nerviosas, estos tres elementos juntos forman el fascículo neurovascular;
- Su lumen es menor de las que las acompañan;
- No tienen válvulas en el lumen.
- Se dividen repetidamente, como las ramas de un árbol, y se van haciendo cada vez más pequeñas.

Estructura microscópica de las arterias

La pared arterial está compuesta por tres capas. Siguiendo un orden de dentro a fuera, pueden identificarse en:

- Túnica íntima
- Túnica media

- Túnica adventicia

La túnica íntima consta de endotelio formado por células planas tensas y lámina basal. Externamente, el endotelio está sostenido por tejido conjuntivo laxo subendotelial y una membrana de tejido elástico denominada lámina elástica interna.
La túnica mediaes la capa más gruesa y está formada por capas alternas de fibras musculares lisas y fibras elásticas dispuestas circularmente. La túnica media está delimitada exteriormente por una membrana de tejido elástico denominada lámina elástica externa.
La túnica adventicia, aunque bastante fina, es la capa más resistente. Está formada por fibras de tejido conjuntivo dispuestas longitudinalmente y se fusiona con la vaina perivascular.

Enfoque clínico
Aterioesclerosis: representa un trastorno degenerativo generalizado de las arterias. Normalmente, se produce una pérdida lenta de elasticidad y un engrosamiento de la capa íntima debido a una mayor acumulación de colágeno y lípidos. Este proceso provoca un estrechamiento generalizado del lumen de los vasos sanguíneos, lo que conduce a la isquemia del tejido irrigado por las arterias afectadas. En las extremidades inferiores, se manifiesta en forma de claudicación intermitente, caracterizada por dolor y debilidad muscular, sobre todo al caminar, que se alivia casi inmediatamente con el reposo. En el cerebro, se manifiesta en forma de disminución de la función mental.

Ateroesclerosis: se trata de una arterioesclerosis en la que se acumulan placas de lípidos, tejido fibroso y macrófagos denominadas ateroma en la túnica intima. Hacen que la superficie luminal de la arteria sea irregular, lo que aumenta la probabilidad de formación de un coágulo sanguíneo llamado trombo, que puede ocluir el lumen. Por ejemplo, si se produce en la arteria coronaria, esta afección puede provocar un infarto de miocardio.

Émbolo: es un trombo que se ha desprendido de la pared del vaso sanguíneo y se desplaza por el torrente sanguíneo. Tanto el trombo como el émbolo pueden ocluir el flujo. Un émbolo depositado en la arteria coronaria (embolia coronaria) se denomina trombo coronario, cuando está presente en un vaso sanguíneo del pulmón se denomina trombo pulmonar. Cuando está presente en un vaso sanguíneo del cerebro, se denomina trombo cerebral.

Clasificación de las arterias

Desde un punto de vista funcional, las arterias se clasifican en tres grupos:

- Arterias elásticas

- Arterias musculares
- Arteriolas

Las arterias elásticas son grandes arterias que se originan en el corazón y los grandes vasos, como la aorta, la arteria carótida y la arteria subclavia. Se llaman arterias elásticas porque la capa media de estas arterias está formada predominantemente por fibras elásticas. También se llaman vasos de conducción porque su función principal es conducir la sangre del corazón a las arterias.
Las arterias musculares son arterias de tamaño medio que irrigan órganos individuales y partes específicas de las extremidades. Algunos ejemplos son la arteria testicular, uterina, radial, tibial posterior y anterior. Son arterias en las que hay menos material elástico que en las arterias elásticas, y el tejido muscular se convierte en el principal constituyente de la túnica media (alrededor del 75%). Estos vasos sanguíneos también se denominan vasos de distribución porque regulan el flujo de sangre a un órgano o región; el músculo liso de la túnica media puede alterar el tamaño de su lumen por contracción o relajación.
Las arteriolas son divisiones más pequeñas de las arterias musculares con un diámetro de 100 mm o menos. Su estrecho lumen está rodeado de abundante tejido muscular. Son la principal fuente de resistencia periférica al flujo sanguíneo, por lo que también se denominan vasos de resistencia. Desempeñan un papel importante en la regulación de la presión diastólica. A medida que las arteriolas se dividen progresivamente en vasos más pequeños, sus paredes se adelgazan para formar arteriolas terminales y metarteriolas.
Las arteriolas grandes tienen las tres capas, mientras que las arteriolas terminales (15-20 mm de diámetro) carecen de lámina elástica interna y tienen una cubierta continua de músculos y células dispuestas en una o dos capas.
En las metarteriolas el músculo liso es sustituido por células discontinuas no contráctiles llamadas pericitos. Las metarteriolas terminan en capilares. En algunos lechos vasculares, la metarteriola está directamente conectada a una vénula a través de un canal de paso. Los capilares se originan como ramas laterales del canal de paso para formar la red capilar. La entrada de sangre a través de los capilares está regulada por los esfínteres precapilares.

Flujo sanguíneo en las arterias

La túnica adventicia y los dos tercios externos de la túnica media están irrigados por los vasa vasorum, vasos nutricios que irrigan sólo las arterias grandes y algunas arterias medianas. Forman un plexo capilar denso en la túnica adventicia a y pueden penetrar hasta el centro de la túnica media.
En cambio, la túnica íntima y un tercio interno de la túnica media se abastecen de sangre luminal por difusión.

Las pequeñas venas que acompañan a las arterias drenan la sangre de la pared arterial. Por último, los ganglios linfáticos están presentes en la túnica adventicia.

Terminaciones nerviosas en las arterias

Las arterias están irrigadas principalmente por fibras nerviosas simpáticas no mielinizadas denominadas nervios vasorum. Generalmente, las fibras simpáticas que irrigan las arterias provocan vasoconstricción, es decir, constricción del músculo liso de la pared de las arterias. Las excepciones son el corazón, el cerebro y los músculos esqueléticos, donde provocan vasodilatación.
Algunas fibras simpáticas mielinizadas también irrigan las arterias, que se cree que son de naturaleza sensorial.

Tensión arterial

La fuerza que ejerce la sangre contra la pared de los vasos sanguíneos se denomina tensión arterial. La tensión arterial normal de un adulto es de unos 120/80 mmHg (120 indica la tensión sistólica y 80 la diastólica).
La presión sistólica se debe a la contracción del corazón durante la sístole ventricular, mientras que la presión diastólica se debe a la contracción del músculo liso de la pared arterial.

8.2.3.3 Venas

Las principales características de las venas pueden resumirse así:

- Son vasos sanguíneos de paredes finas que transportan la sangre desde los capilares hasta el corazón.
- Las grandes venas se forman por la unión de venas más pequeñas, como los afluentes de un río.
- Tienen un lumen mayor que las arterias y menos músculo y tejido elástico en sus paredes.
- Su lumen suele estar equipado con válvulas que mantienen la sangre fluyendo unidireccionalmente, incluso contra la gravedad.

Estructura general de las venas

Las características estructurales generales de las venas son similares a las de las arterias, en el sentido de que su pared también consta de tres capas. La túnica adventicia representa la capa más gruesa y mejor desarrollada. Contiene fibras colágenas, elásticas y musculares. En cambio, la túnica media está poco desarrollada. Por último, en la túnica íntima, la lámina elástica interna está ausente.
A continuación encontrarás una tabla que resume las principales diferencias entre arterias y venas:

Arterias	Venas
Paredes gruesas	Paredes finas
Más muscular	Menos muscular
Más elásticas	Menos elásticas
Lumen más pequeño	Lumen más grande
Túnica media más gruesa que la túnica adventicia	Túnica media más fina que la túnica adventicia
Ausencia de válvulas en el lumen	Presencia de válvulas en el lumen

Clasificación de las venas

Las venas se clasifican generalmente en tres grupos:

- Venas grandes
- Venas medianas
- Pequeñas venas (también llamadas vénulas)

En las venas grandes, las tres capas de la pared, es decir, la túnica íntima, la túnica media y la túnica adventicia, están presentes y bien diferenciadas entre sí. La túnica adventicia es siempre más gruesa que la túnica media. Las paredes de las grandes venas tienen tejido elástico capaz de resistir la presión de la sístole auricular derecha.

Las venas de tamaño medio tienen las tres capas en su pared. Sin embargo, en las venas de tamaño decreciente, se hace gradualmente difícil distinguir las tres capas.
Las venas pequeñas o vénulas pueden dividirse en vénulas postcapilares y vénulas musculares. Las vénulas postcapilares representan las venas más pequeñas que reciben sangre de los capilares; sus paredes están formadas por endotelio y tienen una permeabilidad especial. Las vénulas musculares deben su nombre a la presencia de una o dos capas de células musculares lisas en la parte externa del endotelio.

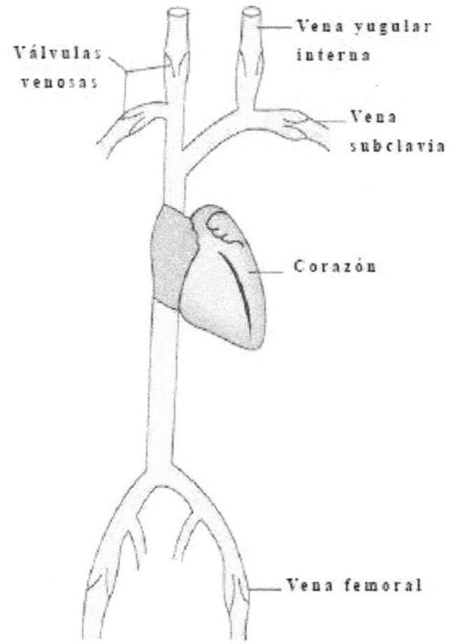

Válvulas venosas

El revestimiento interno de la mayoría de las venas pequeñas y medianas está formado por delicados pliegues semilunares llamados cúspides. Junto con la pared venosa, cada cúspide forma una bolsa saliente o seno. Las cúspides están dispuestas en pares enfrentados para formar válvulas que se abren en una sola dirección, hacia el corazón.
Las válvulas situadas cerca de la terminación de las venas yugular, subclavia y femoral interna impiden que la sangre venosa se devuelva a la cabeza, el cuello y las extremidades durante el aumento de la presión intratorácica (por ejemplo, durante la inspiración profunda) y durante el aumento de la presión intraabdominal (por ejemplo, durante la defecación).
Las venas que no tienen válvulas en su lumen son las siguientes:

- Vena cava superior
- Vena cava inferior
- Venas hepáticas
- Venas renales
- Venas uterinas
- Venas ováricas
- Venas faciales
- Venas pulmonares

- Venas umbilicales
- Venas emisarias
- Venas porta
- Venas con un diámetro inferior a 2 mm

Las venas que no tienen tejido muscular en su pared son las siguientes:

- Senos venosos durales
- Venas piales
- Venas retinianas
- Venas del tejido eréctil del pene
- Venas óseas esponjosas

Flujo sanguíneo en las venas

Las venas arteriales más grandes son irrigadas por los vasos sanguíneos nutricios pertenecientes a la vasa vasorum. En las venas son capaces de penetrar hasta la túnica íntima.

Terminaciones nerviosas en las venas

La inervación es idéntica a la de las arterias, aunque las fibras nerviosas que inervan las venas están presentes en menor número que en las arterias.

8.2.3.4 Capilares

Los capilares son vasos microscópicos delgados con paredes igualmente delgadas; están revestidos de endotelio y conectan arteriolas y vénulas. En el cuerpo humano hay más de 40.000 millones de capilares con una extensa red de vasos sanguíneos en casi todos los tejidos del cuerpo. El diámetro medio de los capilares oscila entre 6 y 8 mm. Como el diámetro de los eritrocitos es de unos 7 mm, sólo puede pasar un eritrocito a la vez, por lo que los glóbulos rojos pasan por un capilar en una especie de fila india.
A diferencia de los vasos del sistema arterial y venoso, las paredes de los capilares están formadas por una capa unicelular de epitelio escamoso llamada endotelio.
El flujo de sangre a través de los capilares se denomina microcirculación.

Clasificación de los capilares

Según la naturaleza del revestimiento endotelial, los capilares pueden clasificarse en dos categorías:

- Capilares continuos
- Capilares fenestrados

En los capilares continuos, las células endoteliales forman un cilindro continuo en el que las células se mantienen unidas por uniones estrechas. La característica principal de los capilares continuos son las vesículas (pinocitosis) en las células endoteliales. Esto indica que el transporte de material se produce a través del citoplasma de las células endoteliales y puede explicar la naturaleza selectiva del transporte.
Estos capilares se encuentran en la piel, los músculos, los pulmones y el cerebro.
Los capilares fenestrados se caracterizan por tener grandes poros entre las células endoteliales. Estos poros están cerrados por una capa de mucoproteína llamada diafragma. La difusión de la sustancia se produce a través de estos diafragmas. Los capilares fenestrados se encuentran en el páncreas, las glándulas endocrinas, las vellosidades intestinales, el plexo coroideo, las apófisis ciliares del ojo, etc.

8.2.3.5 Sinusoides

Los sinusoides representan grandes espacios vasculares irregulares que conectan arteriola con vénula o vénula con vénula. Sustituyen a los capilares en ciertos órganos como el hígado, el bazo, la médula ósea, las glándulas suprarrenales, las paratiroides, etc.
El lumen de los sinusoides es irregular y ancho (aproximadamente de 30 a 40 mm de diámetro). Las paredes de los sinusoides son finas y están compuestas por células endoteliales con grandes poros o fisuras que no están cerrados por diafragmas. La pared del sinusoide puede estar incompleta y contener células fagocíticas. Los sinusoides del hígado, por ejemplo, contienen células de Kupffer que eliminan las bacterias y otras partículas extrañas de la sangre. Los sinusoides están estrechamente rodeados por el parénquima del órgano.
Debido a su lumen irregular, el flujo sanguíneo es bastante lento en los sinusoides. Esto permite que haya tiempo suficiente para el intercambio de sustancias entre la sangre y el líquido tisular.

Características	Capilares	Sinusoides
Lumen	- Más pequeño (5-8 mm) - Regular	- Más grande (30-40 mm) - Irregular
Pared	- Formada por células endoteliales - Continuao fenestrada con pequeños poros cerrados por diafragmas	- Formada por células endoteliales y posibles fagocitos - Fenestrada con poros grandes o incompletos
Ubicación	- Conecta las arteriolas con lasvénulas	- Conexión de arteriolas con vénulas - Conecta vénulas con vénulas

8.3 Circulación sanguínea

La sangre circula por el cuerpo para proporcionar alimento y oxígeno a billones de células vivas del organismo. Al mismo tiempo, elimina los productos de desecho de su metabolismo.
La circulación sanguínea en el cuerpo puede clasificarse en los tres grupos siguientes:

- Circulación pulmonar
  La sangre desoxigenada entra en la aurícula derecha y pasa al ventrículo derecho, que la bombea a través del tronco pulmonar y las arterias pulmonares hasta los capilares de los pulmones, donde se oxigena. Finalmente, a través de las venas pulmonares, vuelve a la aurícula izquierda.

- Circulación sistémica
  La sangre oxigenada de la aurícula izquierda pasa al ventrículo izquierdo. Éste la bombea a través de la aorta y sus ramificaciones hacia los capilares del resto del cuerpo. Los capilares se unen para formar venas cada vez más grandes hasta que las venas

huecas superior e inferior y las venas cardiacas devuelven la sangre desoxigenada a la aurícula derecha.
La aurícula derecha recibe la misma cantidad de sangre desoxigenada que se bombeó desde el ventrículo izquierdo y a la misma velocidad.

- Circulación portal
  De hecho, forma parte de la circulación sistémica. Empieza en los capilares y termina en los capilares, lo que significa que la sangre pasa por dos conjuntos de capilares antes de drenar en la vena sistémica. Los vasos portas son los vasos que conectan dos conjuntos de capilares en sus dos extremos. El vaso sanguíneo que drena la primera red capilar se conoce como vaso porta, se ramifica como arteria para formar el segundo conjunto de capilares o sinusoides.
  Este tipo de circulación puede observarse en el hígado (circulación hepática), la hipófisis cerebral (circulación hipotalámica-hipofisaria) y el riñón (circulación renal).
  El sistema portal hepático se ocupa principalmente del transporte de los nutrientes absorbidos de los alimentos al hígado y de su posterior metabolismo. El sistema portal hipotalámico-hipofisario se encarga de regular las actividades de las hormonas producidas por la hipófisis y de distribuir las secreciones a los tejidos diana. Por último, el sistema portal renal se encarga de favorecer la reabsorción de algunos de los componentes esenciales de la sangre.

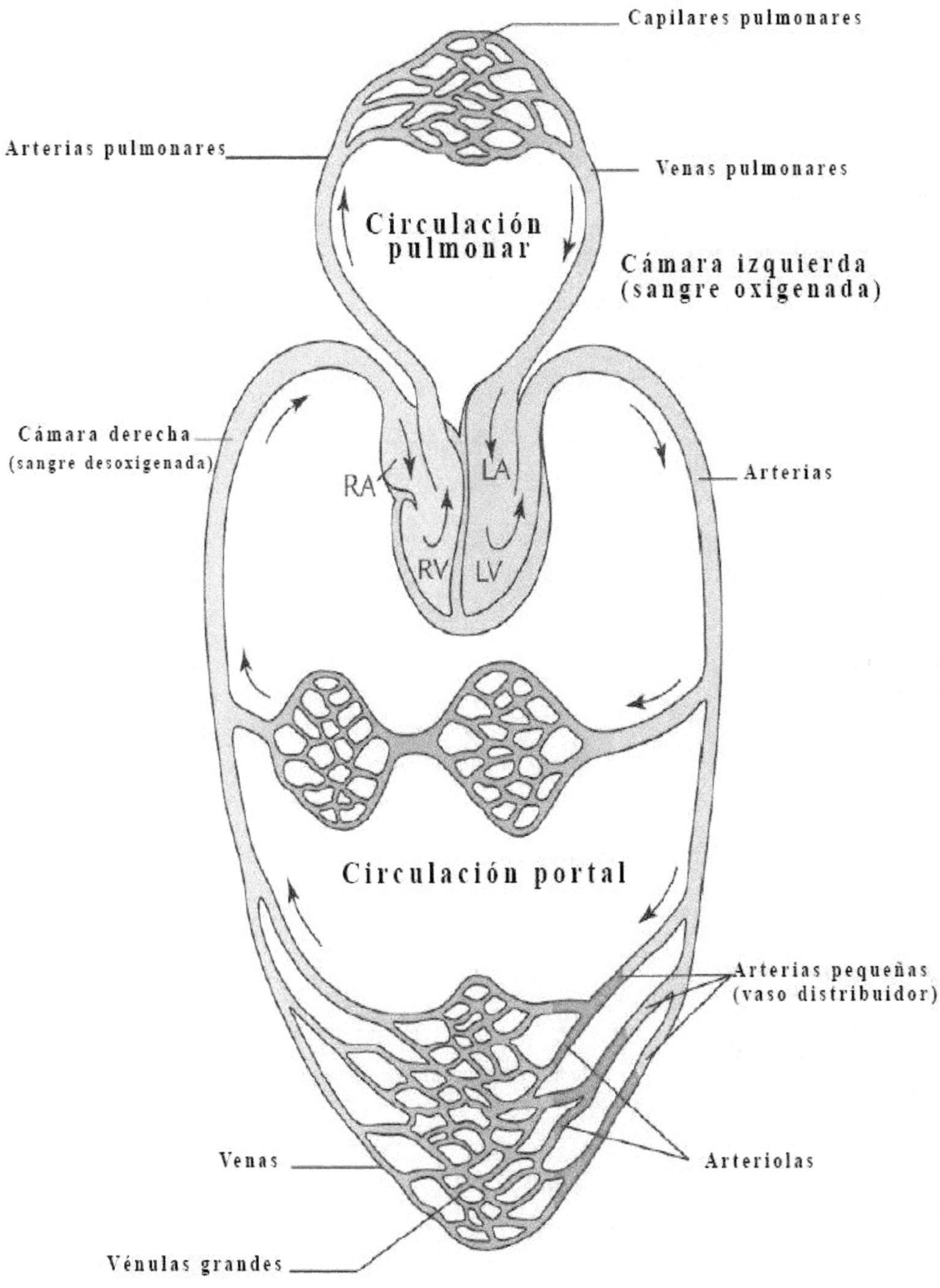
Capilares pulmonares
Arterias pulmonares
Venas pulmonares
Circulación pulmonar
Cámara izquierda
(sangre oxigenada)
Cámara derecha
(sangre desoxigenada)
RA
LA
RV
LV
Arterias
Circulación portal
Arterias pequeñas
(vaso distribuidor)
Venas
Arteriolas
Vénulas grandes

Información clave

Primer órgano del cuerpo humano en empezar a funcionar	Corazón
La arteria más grande del cuerpo	Aorta
La vena más grande del cuerpo	Vena cava inferior
Arteria más utilizada para medir la tensión arterial	Arteria braquial
Pulsación más fiable del cuerpo humano	Pulso carotídeo
Cantidad total de sangre presente en el sistema cardiovascular	5 litros
Leucocitos más presentes en la circulación periférica	Neutrófilos
Todas las células sanguíneas tienen núcleo, excepto:	Glóbulos rojos maduros
Todas las arterias del cuerpo contienen sangre oxigenada, a excepción de:	Arterias pulmonares
Todas las venas del cuerpo contienen sangre desoxigenada, a excepción de:	Venas pulmonares
Todas las arterias del cuerpo se llenan durante la sístole, a excepción de:	Arterias coronarias que se llenan durante la diástole
Vasos sanguíneos responsables de la resistencia vascular	Arteriolas

Capítulo 9
Sistema linfático

Introducción

El sistema linfático está formado por una extensa red de vasos linfáticos y ganglios linfáticos por los que circula la linfa; su principal misión es defender al organismo de bacterias, virus y otros agentes nocivos. En general, el sistema linfático puede definirse como un sistema de drenaje accesorio del sistema venoso.
La mayor parte del líquido tisular formado en los extremos arteriales de los capilares se reabsorbe en la sangre por los extremos venosos, el líquido tisular restante es absorbido por los capilares linfáticos situados en los espacios tisulares y se reintroduce así en la sangre.
Además de los vasos linfáticos y los ganglios linfáticos, el sistema linfático está formado por una gran cantidad de tejido linfático presente en el organismo de diferentes formas.

Las funciones del sistema linfático pueden resumirse del siguiente modo:
- Drenaje del exceso de líquido tisular en el sistema venoso, es decir, líquido tisular que no pudo ser drenado por el sistema venoso;
- Absorción de grasas en el intestino y posterior transporte en la sangre;
- Ayuda a proporcionar defensas inmunológicas contra los agentes patógenos.

9.1 Componentes del sistema linfático

El sistema linfático está formado por:
- Linfa
- Capilares linfáticos
- Vasos linfáticos
- Órganos linfoides (ganglios linfáticos, bazo, timo)
- Sistema epitelio-linfoide
- Médula ósea

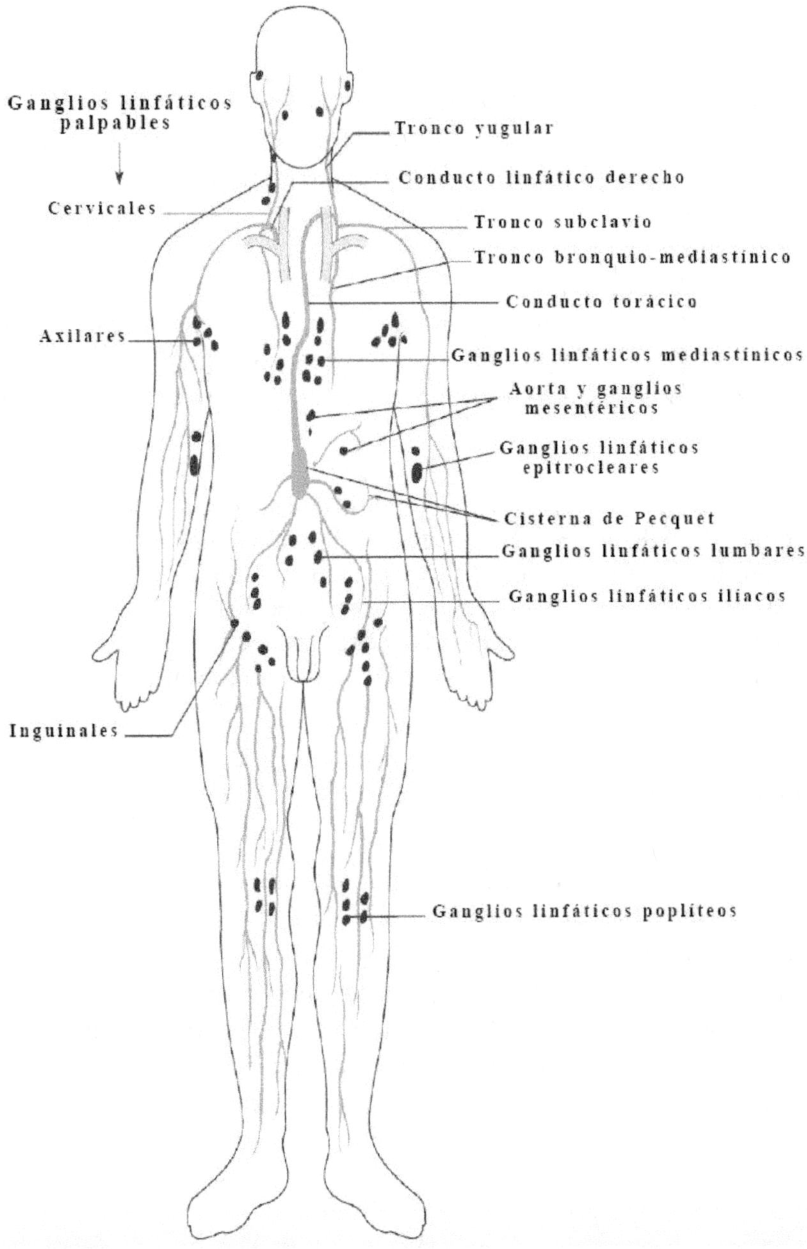
Ganglios linfáticos palpables
Cervicales
Axilares
Inguinales
Tronco yugular
Conducto linfático derecho
Tronco subclavio
Tronco bronquio-mediastínico
Conducto torácico
Ganglios linfáticos mediastínicos
Aorta y ganglios mesentéricos
Ganglios linfáticos epitrocleares
Cisterna de Pecquet
Ganglios linfáticos lumbares
Ganglios linfáticos iliacos
Ganglios linfáticos poplíteos

9.1.1 Linfa

El líquido tisular que entra en los capilares linfáticos se denomina linfa. Por lo general, se trata de un líquido acuoso claro de composición similar al plasma, con la importante excepción de las proteínas plasmáticas. Sin embargo, la linfa del intestino delgado es de color blanco lechoso, denominada quilo, porque contiene grandes gotas de grasa absorbida por el intestino.
La linfa transporta las proteínas plasmáticas de los capilares al torrente sanguíneo. También transporta partículas más grandes, como bacterias y restos celulares, que los ganglios linfáticos filtran y destruyen. Así, la linfa contiene linfocitos, macromoléculas proteicas, gotitas de grasa y partículas especiales como partículas de carbón o bacterias.

Enfoque clínico
Linfedema: Cada día fluyen unos 30 litros de líquido de las arterias a los extremos capilares en el espacio intercelular. De ellos, unos 27 litros de líquido están compuestos por micromoléculas que son absorbidas por los extremos venosos de los capilares. Los capilares linfáticos absorben los 3 litros de líquido restantes, que consisten en macromoléculas de proteínas, gotitas de grasa y partículas especiales. Por eso se considera el sistema linfático. Cuando el líquido no es drenado por el sistema linfático, su acumulación provoca edema (hinchazón).

9.1.2 Capilares linfáticos

Los capilares linfáticos son vasos linfáticos microscópicos que se originan en los espacios intercelulares de la mayoría de los tejidos del organismo, donde forman una vasta red en los espacios intercelulares.
Las paredes de los capilares linfáticos, como las de los capilares sanguíneos, están formadas por una sola capa de células endoteliales, pero son más permeables al líquido tisular porque es rico en moléculas grandes como proteínas, partículas y material coloidal.
Los capilares linfáticos difieren de los capilares sanguíneos en los siguientes aspectos:

- Se originan en los espacios intercelulares,
- Presentan un lumen más grande y menos regular,
- Son permeables a moléculas más grandes, por lo que son capaces de absorber líquido tisular que contenga partículas y material coloidal.

9.1.3 Vasos linfáticos

Los capilares linfáticos se unen para formar vasos linfáticos. Estos últimos son vasos caracterizados por una pared delgada con un diámetro de entre 0,5 y 1,0 mm y tienen aspecto de perlas debido a la presencia de numerosas válvulas dentro de su lumen.

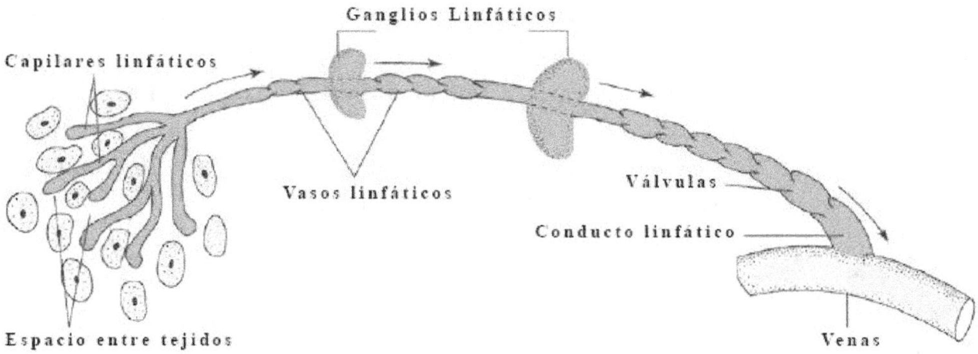

En los vasos linfáticos, el flujo de linfa es unidireccional y, debido a la presencia de válvulas, se dirige hacia las grandes venas de la raíz del cuello. Los vasos linfáticos pasan por una serie de ganglios linfáticos antes de que la linfa sea drenada al sistema venoso. Los ganglios linfáticos filtran la linfa para liberarla de agentes patógenos y nocivos. Por lo tanto, una vez formados los vasos, convergen en un ganglio linfático: la linfa pasa por el primer ganglio linfático y sale de él a través de otro vaso linfático, que a su vez entra en otro ganglio linfático. El proceso se repite hasta que llega a su destino final.

Los vasos linfáticos más pequeños se fusionan para formar vasos linfáticos progresivamente mayores llamados conductos linfáticos, que desembocan en las venas subclavias.

9.1.3.1 Los conductos linfáticos

Existen dos grupos principales de conductos linfáticos:

- Conducto torácico
- Conducto linfático derecho

El conducto torácico representa el mayor conducto linfático del cuerpo humano debido a su longitud de aproximadamente 45 cm. Se origina en la llamada cisterna de Pequet, en

los cuerpos de las vértebras L1 y L2, y termina en el ángulo entre la vena yugular interna izquierda y la vena subclavia izquierda. Drena la linfa de todo el cuerpo a excepción de la región superior derecha, donde la linfa es drenada por el conducto linfático derecho.
En consecuencia, el conducto torácico drena la linfa de las extremidades inferiores, el abdomen, la región torácica izquierda, la extremidad superior izquierda y el lado izquierdo de la cabeza y el cuello.
El conducto linfático derecho es un vaso linfático dilatado de aproximadamente 1 cm de longitud. Está situado en el lado derecho de la raíz del cuello y está formado por la unión de tres vasos: tronco yugular derecho, tronco subclavio derecho y tronco bronquio-mediastínico derecho. Termina abriéndose en el ángulo entre la vena braquiocefálica derecha y la vena subclavia derecha.
El conducto linfático derecho drena la linfa del miembro superior derecho, la región torácica derecha y el lado derecho de la cabeza y el cuello.

Enfoque clínico
Linfangitis: es posible que los vasos linfáticos se inflamen y provoquen linfangitis. Esto suele dar lugar a estrías rojas visibles en la piel que se extienden desde el lugar de la infección hasta el grupo de ganglios linfáticos donde drenan los vasos linfáticos.

9.1.3.2 Drenaje linfático

Los factores responsables del drenaje de la linfa a través de los vasos y conductos linfáticos son los siguientes:

- Contracción del músculo liso de la pared de los vasos linfáticos,
- Pulsación de las arterias cercanas a los vasos linfáticos,
- Acción de masaje debida a la contracción de los músculos circundantes.
- Presión de filtración en los espacios tisulares generada por la filtración de líquido de los capilares sanguíneos.
- Movimientos respiratorios,
- Presión negativa en las venas braquiocefálicas.
- Válvulas dentro del lumen de los vasos linfáticos.

9.1.4 Órganos linfoides

Los órganos linfoides están formados por tejido linfático, es decir, tejido conjuntivo especializado caracterizado por una estructura de fibras reticulares y células reticulares, linfocitos con sus células plasmáticas y macrófagos.
Se denomina ganglio linfático a una concentración circunscrita de tejido linfático, que puede estar presente tanto en el tejido linfático como en los órganos linfoides encapsulados.
Los nódulos linfáticos en la parte central pueden presentar una zona ligeramente teñida denominada centro germinal en la que se encuentran linfoblastos grandes y plasmocitoides para la producción de linfocitos y células plasmáticas. El centro germinal del nódulo linfático sólo se desarrolla cuando el nódulo se expone al antígeno.
Los órganos linfoides se clasifican en los dos tipos siguientes:

- Órganos linfoides primarios implicados en la producción de linfocitos (médula ósea y timo);
- Órganos linfoides secundarios implicados en la activación de los linfocitos y el inicio de una respuesta inmunitaria (ganglios linfáticos, bazo).

9.1.4.1 Ganglios linfáticos

Los ganglios linfáticos son cuerpos ovalados cuya forma se asemeja a la de una judía; miden entre 0,1 y 2,5 cm de largo y están situados a lo largo del recorrido de los vasos linfáticos. La linfa pasa por varios ganglios linfáticos (normalmente entre 8 y 10) antes de llegar a los grandes conductos linfáticos. El tamaño de los ganglios linfáticos varía entre el de una cabeza de alfiler y el de una judía grande. En los individuos vivos, los ganglios linfáticos son de color rosa.
Los ganglios linfáticos que drenan la linfa de los pulmones son negros debido a la retención de partículas de carbono inhaladas, los que drenan el intestino delgado son blancos debido a la retención de grasa.
En algunas regiones del cuerpo, los ganglios linfáticos tienden a aparecer en forma de racimos o grupos. Algunos ejemplos son los ganglios linfáticos cervicales en el cuello, los nódulos axilares en la extremidad superior o los nódulos inguinales en la extremidad inferior.
Los ganglios linfáticos superficiales están situados a lo largo de las venas en la fascia superficial y en la piel, mientras que los ganglios linfáticos profundos están situados a lo largo de las arterias en la parte más interna de la fascia profunda.

En el cuerpo humano adulto hay 450 ganglios linfáticos, de los cuales 60-70 se encuentran en la región de la cabeza y el cuello, 100 en el tórax y 250 en el abdomen y la pelvis.

Estructura de los ganglios linfáticos

Los ganglios linfáticos presentan una ligera depresión lateral denominada hilio. Muchos vasos linfáticos aferentes acceden a la periferia de la glándula, mientras que un único vaso linfático eferente abandona la glándula a través del hilio. El hilio también representa el canal de acceso de las arterias y de salida de las venas. Cada ganglio linfático está formado por una cápsula fibrosa y una sustancia glandular denominada parénquima.

- Cápsula
  La cápsula fibrosa recubre todo el nódulo y está separada de la sustancia glandular por un espacio subcapsular denominado seno subcapsular. Varias trabéculas se extienden desde la cápsula hasta la sustancia glandular; están acompañadas de espacios paratrabeculares que son continuos con el seno subcapsular. Los vasos linfáticos aferentes perforan la cápsula y drenan en el seno subcapsular. Desde el seno subcapsular, la linfa drena a través de una serie de canales interconectados, los senos cortical y medular, hacia el hilio del ganglio del que surge el único vaso linfático eferente.

- Parénquima
  La sustancia glandular se divide en dos porciones: una porción externa denominada corteza y una porción interna denominada médula. La porción externa de la corteza, denominada corteza superficial, contiene linfocitos B que forman un número variable de folículos densamente concentrados y nódulos linfoides. Muchos de estos nódulos presentan regiones centrales menos densas (centros germinales). Los folículos linfoides sin centros germinales se denominan nódulos primarios y los que presentan centros germinales, nódulos secundarios. La porción periférica del nódulo está formada por pequeños linfocitos y células plasmáticas. La porción interna de la corteza (paracorteza) contiene linfocitos T, estos últimos no se organizan para formar nódulos linfoides. La médula contiene una red de cordones celulares anastomosados denominados cordones medulares. Las células de los cordones medulares son: linfocitos B, células plasmáticas y macrófagos.

- Flujo sanguíneo

La sangre llega al ganglio linfático a través de arterias que entran por el hilio. Estas arterias se ramifican en la médula y forman plexos capilares dentro de la corteza. Los linfocitos entran en los ganglios linfáticos principalmente a través de las arterias y salen de la sangre migrando a través de las paredes de las vénulas postcapilares.
En la corteza, las arterias forman ramificaciones densas de arteriolas y capilares en numerosos bucles que acaban formando vénulas y venas. Los capilares son abundantes cerca de los ganglios linfáticos. Las venas salen del ganglio linfático a través de su hilio.

Funciones de los ganglios linfáticos

Las principales funciones de los ganglios linfáticos pueden resumirse del siguiente modo:

- Filtración de la linfa: cuando la linfa pasa por el ganglio linfático, las partículas extrañas, las sustancias nocivas y los agentes patógenos son eliminados por la actividad fagocítica de los macrófagos.
- Activación de la respuesta inmunológica: las células plasmáticas de los ganglios linfáticos producen anticuerpos en respuesta a la infección.
- Producción de linfocitos: los centros germinales de los nódulos linfáticos del ganglio son lugares de producción de linfocitos.
- Proporcionar un portal de entrada para los linfocitos en los canales linfáticos.

Enfoque clínico

Centros germinales: están ausentes en la vida embrionaria y en la vejez. En los nódulos linfoides, el centro germinal se desarrolla sólo después del nacimiento cuando se expone a los antígenos. El centro germinal retrocede cuando desaparece la infección. Los nódulos linfoides se atrofian con la edad y pueden estar ausentes en la vejez.

Propagación del cáncer: los vasos linfáticos son las vías más convenientes para la propagación de las células cancerosas; son las principales vías por las que el carcinoma hace metástasis. Cuando las células cancerosas penetran en los vasos linfáticos, quedan atrapadas en los ganglios linfáticos. Si las células tumorales escapan de los ganglios linfáticos, pueden alcanzar los vasos linfáticos y, finalmente, llegar a la sangre y a otras partes del cuerpo. Por ello, a menudo se extirpan los ganglios linfáticos malignos (cancerosos) y se ligan y cortan sus vasos para evitar la propagación del cáncer.

Linfadenitis: se trata de una infección aguda de los ganglios linfáticos, a menudo causada por microbios transportados en la linfa desde la zona de infección. En el proceso, los ganglios linfáticos se inflaman e hinchan, por lo que pueden palparse. Los ganglios linfáticos más propensos a inflamarse son los cervicales, los axilares y los inguinales.

9.1.4.2 Bazo

El bazo es el órgano linfoide más grande del cuerpo. Está situado en el fondo del hipocondrio izquierdo de la cavidad abdominal, entre el fondo del estómago y el diafragma. Es un órgano violáceo de tamaño variable, generalmente del tamaño de un puño cerrado.

Estructura del bazo

El bazo se compone de pulpa roja y blanca, por lo que representa el ganglio hemolinfático del cuerpo humano. La pulpa blanca es la vaina de tejido linfático que rodea la arteria central; presenta nódulos con o sin centros germinales. Estos nódulos se denominan nódulos esplénicos.
La pulpa roja está formada por una red de cordones esplénicos (cordones de Billroth). Los cordones esplénicos están formados por linfocitos de tipo B y T, macrófagos y células plasmáticas. Los espacios entre los cordones están ocupados por sinusoides sanguíneos. El bazo está cubierto por una cápsula de tejido conjuntivo que envía trabéculas a la sustancia orgánica, donde se dividen repetidamente para formar la red de cordones. Los antígenos presentes en la sangre se eliminan en el bazo.

Funciones del bazo

Las principales funciones del bazo pueden resumirse del siguiente modo:

- Filtrar la sangre de antígenos y microorganismos,
- Activación de la respuesta inflamatoria a antígenos circulantes en la sangre,
- Producción de linfocitos B y T,
- Eliminación de glóbulos rojos viejos y anormales,
- Eliminación de bacterias por fagocitosis,
- Formación de células sanguíneas durante la vida fetal.

Enfoque clínico
Esplenomegalia: es el agrandamiento del bazo y suele ser secundario a otras afecciones como infecciones, trastornos circulatorios, enfermedades de la sangre o neoplasias malignas.
El bazo puede infectarse por microbios sanguíneos (paludismo, fiebre tifoidea). Los trastornos circulatorios, como la obstrucción debida a la cirrosis hepática, provocan congestión sanguínea en el bazo. En enfermedades de la sangre como la leucemia mieloide crónica, el bazo se agranda debido a la carga de trabajo adicional asociada a la eliminación de células sanguíneas anormales. Por último, tumores malignos como los linfomas pueden causar tumores metastásicos en el bazo.

9.1.4.3 Timo

El timo es un órgano-glándula bilobulado asimétrico situado en el mediastino superior de la cavidad torácica, detrás del manubrio del esternón. Se extiende hacia arriba hasta la raíz del cuello y está desprovisto de capilares linfáticos y nódulos linfoides.
El timo es el órgano linfoide central y es esencial para el desarrollo de los demás órganos linfoides. Es grande y está bien desarrollado en el feto y en la primera infancia, pero alcanza su máximo desarrollo en la pubertad, edad en la que evoluciona para ser sustituido por tejido fibroadiposo.

Estructura del timo

El timo está formado por una estructura de soporte de células epiteliales reticulares y células parenquimatosas, es decir, linfocitos y macrófagos.
El timo tiene un origen dual: sus epiteliocitos (células reticulares epiteliales) derivan del endodermo de la tercera bolsa faríngea, mientras que sus linfocitos y macrófagos derivan del mesodermo. Cada lóbulo del timo está dividido en lóbulos, cada uno de los cuales tiene una corteza más oscura en la periferia y una médula más clara en el centro.
La corteza es rica en linfocitos (timocitos), la parte externa contiene grandes linfocitos inmaduros (linfoblastos) que se dividen por mitosis para producir clones de pequeños linfocitos T, que son enviados a la parte profunda de la corteza. Los epiteliocitos contribuyen a la maduración de los linfocitos T a través de la hormona timosina secretada por ellos. Los linfocitos T inmunocompetentes abandonan el timo y, a través de la circulación, llegan al tejido linfoide periférico.
La médula está formada principalmente por epiteliocitos y un pequeño número de linfocitos. La característica más importante es la presencia de corpúsculos de Hassall, células aplanadas dispuestas concéntricamente.

Funciones del timo

El timo es el lugar de producción de los linfocitos T. Recibe de la médula ósea células madre inmunológicamente incompetentes. En el timo, estas células se dividen y maduran en linfocitos T, el grupo de linfocitos especializados. Estas células abandonan el timo a través de la sangre para llegar a los ganglios linfáticos, el bazo y otros tejidos linfáticos. Los linfocitos T son importantes para las respuestas inmunológicas tanto celulares como humorales. Además, el timo segrega una hormona llamada timosina que favorece la actividad de los linfocitos T en todo el organismo.
La producción de linfocitos T es más prolífica en la juventud, un requisito esencial para el desarrollo de la función inmunitaria protectora. Por ello, el timo pesa unos 10-15 g al nacer y unos 20-30 g durante la pubertad. A continuación, retrocede y se convierte en tejido fibroadiposo.

Enfoque clínico
Agrandamiento del timo: se asocia a ciertas enfermedades autoinmunes como la tirotoxicosis, la enfermedad de Addison y la miastenia grave. Las enfermedades autoinmunes son aquellas en las que el sistema inmunitario trata las células o secreciones corporales normales como antígenos y las destruye.

9.1.4.4 Sistema epitelio-linfoide

Está formado por tejido linfoide asociado a mucosas, también conocido por las siglas MALT. Existen grandes cantidades de tejido linfático no encapsulado, especialmente en los tractos gastrointestinal, respiratorio y genitourinario.
Este tejido se divide generalmente en dos categorías: tejido linfoide asociado al intestino y tejido linfoide asociado a los bronquios. Las agregaciones más importantes de tejido linfoide y mucoso se observan en las amígdalas faríngeas, el tubo amigdalar, la amígdala palatina, las amígdalas linguales y las amígdalas abdominales.

Sistema reticuloendotelial

Las células de este sistema están sometidas a fagocitosis, ya que recogen, ingieren y almacenan sustancias extrañas. De ello se deduce que las células de este sistema son especialmente importantes para los mecanismos de defensa generales y locales.
La tabla siguiente muestra las principales células que constituyen el sistema reticuloendotelial.

9.1.4.5 Médula ósea

La médula ósea es un tejido vascular blando y pulposo. Se compone de una delicada red de tejido reticular y de grupos de células hematopoyéticas. Para más detalles, véase el Capítulo 6.

Células	Ubicación
Macrófagos	Tejido conjuntivo, médula ósea, glándula suprarrenal
Pericites	Capilares
Monocitos	Sangre
Macrófagos alveolares	Pulmones
Células reticulares	Bazo y tejido linfoide
Células de Kupffer	Hígado
Microglia	Sistema nervioso central

Información clave

Número total de ganglios linfáticos del cuerpo humano	Alrededor de 450
Región del cuerpo humano con mayor presencia de ganglios linfáticos	Región abdominal y pelvis
Órgano linfoide más grande del cuerpo humano	Bazo
Órgano linfoide único con vasos linfáticos aferentes y eferentes	Ganglio linfático
Todos los órganos linfoides del cuerpo humano tienen nódulos linfáticos, a excepción de:	Timo
Todos los órganos linfoides del cuerpo humano tienen una estructura formada por células reticulares, a excepción de:	Timo, en el que está formado por epiteliocitos
Único órgano linfoide completamente desarrollado al nacer	Timo
Método más común de propagación del cáncer (metástasis)	Vasos linfáticos
Células más frecuentes en los órganos linfoides	Linfocitos

Capítulo 10
Sistema nervioso

Introducción

El sistema nervioso integra y controla las actividades de todos los demás sistemas del organismo; entre sus principales funciones figuran:

- Recepción de estímulos procedentes del interior y del exterior del cuerpo;
- Integración de la información sensorial;
- Iniciación y ejecución de respuestas motoras;
- La asimilación de la experiencia, requisito esencial para la memoria, el aprendizaje y la inteligencia.

Gracias a estas funciones, el individuo es capaz de proteger el medio interno del organismo y reaccionar ante los cambios del medio externo. Todas las actividades del sistema nervioso, simples o complejas, implican tres factores o elementos neuronales: recepción, integración y respuesta.
En los seres humanos, el elemento integrador muestra el mayor grado de desarrollo, por lo que se les considera los animales más inteligentes del reino animal.

10.1 Subdivisión del sistema nervioso

Esta subdivisión puede tener lugar sobre una base anatómica o funcional.

10.1.1 Subdivisión anatómica

La subdivisión anatómica permite identificar dos grandes grupos:

- Sistema nervioso central (SNC), que incluye el cerebro y la médula espinal;
- Sistema Nervioso Periférico (SNP), que incluye todas las estructuras neurales fuera del SNC, o sea:
    - Nervios periféricos (12 pares de nervios craneales y 31 pares de nervios espinales),
    - Ganglios (autonomía y sensorialidad),
    - Sistema nervioso autónomo (sistema nervioso simpático y parasimpático).

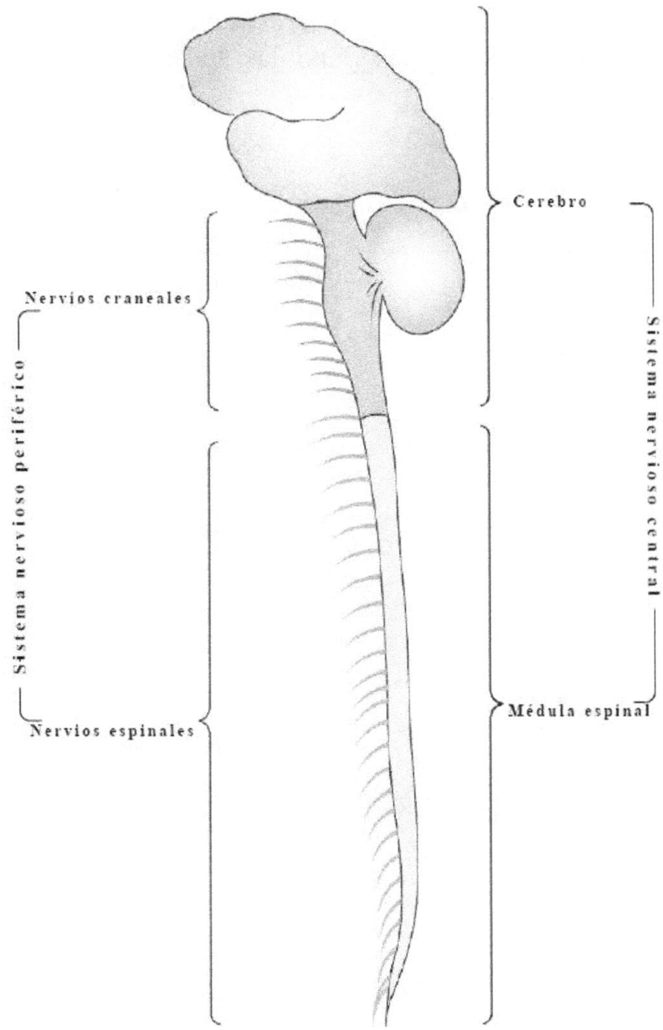

10.1.2 Subdivisión funcional

A su vez, la subdivisión funcional permite identificar dos categorías:

- División aferente (sensorial), que transmite información al SNC;
- División eferente (motora), que es la fuerza motriz de músculos y glándulas. La división eferente se subdivide a su vez en componentes:
  - Sistema nervioso somático: inerva estructuras somáticas como los músculos esqueléticos y es responsable de las actividades motoras voluntarias,
  - Sistema nervioso autónomo: inerva estructuras viscerales como el músculo cardíaco, el músculo liso y las glándulas. Las actividades viscerales son en su mayoría involuntarias.

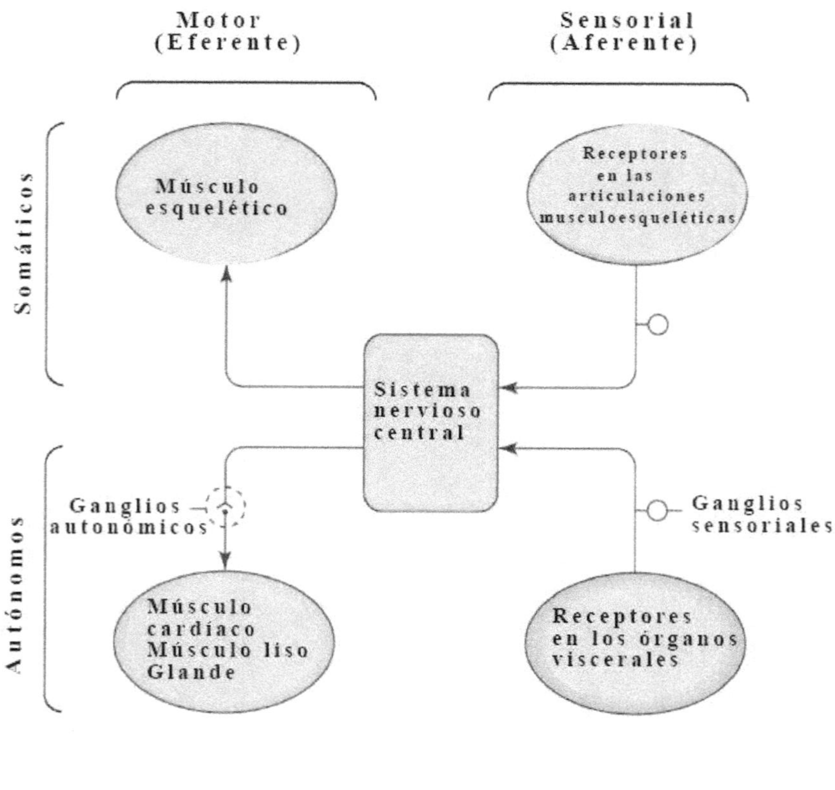

10.2 Organización estructural del sistema nervioso

La organización estructural del sistema nervioso es muy sencilla, ya que sólo consta de dos tipos principales de células: las neuronas y la neuroglía.
Las neuronas son las unidades estructurales y funcionales del sistema nervioso, mientras que la neuroglía proporciona apoyo estructural y funcional a las neuronas.

10.2.1 Neuronas

Las neuronas son las unidades estructurales y funcionales del sistema nervioso. Se calcula que el número de neuronas del sistema nervioso ronda los 100.000 millones. Las dos propiedades principales de las neuronas son la excitabilidad y la conductividad; están especializadas en la recepción, integración, procesamiento y transmisión de impulsos. Las neuronas son células muy diferenciadas que han perdido su capacidad de división.

10.2.1.1 Estructura de la neurona

La neurona consta de un cuerpo celular y dos procesos.

- Cuerpo celular
  El cuerpo celular está formado por una masa de citoplasma rodeada por una membrana plasmática. Contiene un gran núcleo vesicular con un nucléolo prominente. Las dos características principales del citoplasma de la neurona son la presencia de una sustancia cromófila (cuerpos de Nissl) y de neurofibrillas.
  La sustancia de Nissl está formada por grandes agregados de retículo endoplásmico rugoso que contienen ácido ribonucleico sometido a síntesis proteica (neurotransmisores). Las neurofibrillas, por su parte, representan filamentos de proteínas.

- Procesos
  Existen dos tipos de procesos: numerosos procesos cortos llamados dendritas y un único proceso largo llamado axón.
  Las dendritas transmiten impulsos al cuerpo celular, por lo que se ramifican abundantemente para aumentar el área de recepción de la neurona.

El axón representa un único proceso largo; no se ramifica excepto en la terminación, donde forma los telodendra. Estos últimos están dotados de terminales axónicas (botones terminales).

10.2.1.2 Clasificación de las neuronas

Las neuronas pueden clasificarse en función de varios factores, concretamente:

- Clasificación según la polaridad,
- Clasificación según la longitud del axón,
- Clasificación según la forma del cuerpo celular.

Clasificación según la polaridad

En esta clasificación, las neuronas pueden dividirse en:

- Neuronas pseudounipolares
  Estas neuronas parecen tener un único proceso que se divide casi inmediatamente en una rama central que actúa como axón y una rama periférica que actúa como dendrita. La mayoría de las neuronas sensoriales del sistema nervioso son pseudounipolares. Las neuronas pseudounipolares se llaman así porque originalmente emergen dos procesos en el mismo polo. Pero en el curso del desarrollo, los dos procesos se fusionan para formar un único proceso que se bifurca a poca distancia del cuerpo.
  Localización: ganglios de la raíz posterior (dorsal) de los nervios raquídeos, ganglios sensoriales de los nervios craneales.

- Neuronas bipolares
  Las neuronas bipolares tienen dos procesos, uno en cada polo. Un proceso actúa como dendrita y el otro como axón.
  Lugares donde están presentes: retina del ojo, epitelio olfativo, ganglios vestibulococleares.

- Neuronas multipolares
  Estas neuronas se caracterizan por tener varias dendritas y un único axón que se extiende desde el cuerpo celular. Son el tipo más común de neuronas del sistema nervioso. Lugares donde están presentes: motoneuronas que forman

tractos del cerebro y la médula espinal, motoneuronas de las células del asta anterior que forman nervios periféricos, motoneuronas de los ganglios autónomos.

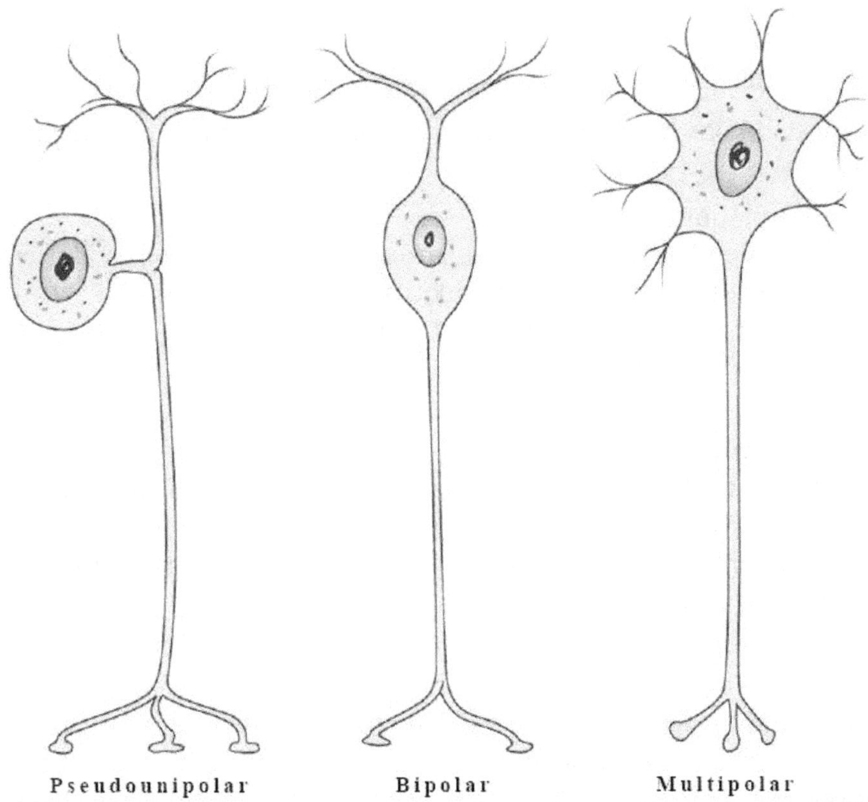

Clasificación según la longitud del axón

Según esta clasificación, las neuronas se dividen en dos grupos:

- Neuronas tipo Golgi I
  Se trata de neuronas con largos axones que pueden alcanzar hasta 1 metro de longitud.
  Incluyen las células piramidales de la corteza cerebral, las células del asta anterior de la médula espinal y las células de Purkinje del cerebelo.

- Neuronas tipo Golgi II (microneuronas)
  Los axones de estas neuronas son cortos y morfológicamente similares a las dendritas, lo que les da un aspecto estrellado.

Clasificación según la forma del cuerpo celular

En esta clasificación, las neuronas pueden dividirse en las siguientes categorías:

- Células piramidales
  En estas células, el cuerpo celular adopta una forma piramidal en la que las dendritas surgen de las esquinas del axón.
  Algunos ejemplos son las células piramidales de la corteza motora del hemisferio cerebral.

- Células fusiformes
  El cuerpo celular se caracteriza por una forma cónica en la que los procesos emergen de ambos extremos.
  Algunos ejemplos son las células fusiformes de la corteza motora del hemisferio cerebral.

- Células piriformes
  En este grupo, el cuerpo celular tiene forma de frasco. En el extremo superior suele originarse una dendrita que se divide repetidamente, mientras que el axón surge de la base.
  Un ejemplo de ello son las células de Purkinje del cerebelo.

10.2.2 Ganglios

Los ganglios son conjuntos de cuerpos celulares de neuronas situadas fuera del sistema nervioso central. Pueden clasificarse en dos tipos:

- Ganglios cerebroespinales
  Están conectados con las fibras nerviosas aferentes sensoriales de los nervios craneales y espinales, por lo que se denominan ganglios sensoriales.

- Ganglios autónomos
  Están conectados al sistema autónomo y están formados por cuerpos celulares de motoneuronas multipolares, por lo que se denominan ganglios motores. Representan estaciones de conexión de las fibras preganglionares simpáticas y parasimpáticas.

Los ganglios simpáticos se sitúan lejos de las vísceras que inervan, mientras que los ganglios parasimpáticos se sitúan cerca de las vísceras que irrigan.

10.2.3 Neuroglía

La neuroglía proporciona apoyo estructural y funcional a los axones, pero no desempeña un papel importante en la propagación de los impulsos ni en el procesamiento de la información percibida.
La neuroglía es mucho más numerosa (entre 5 y 10 veces más) que las neuronas y representa más de la mitad del peso del cerebro.

10.2.3.1 Estructura de la neuroglía

La neuroglía son células muy ramificadas que ocupan los espacios entre las neuronas para proporcionar un microentorno adecuado para la actividad neuronal. El tejido nervioso carece de matriz intercelular.

10.2.3.2 Clasificación de la neuroglía

Pueden clasificarse según su localización, origen y función.

- Neuroglía en el SNC
  - *Astrocitos:* son los más grandes y numerosos. Tienen forma de estrella y muchos procesos en forma de dendritas cuyos extremos poseen pequeñas hinchazones llamadas pedicelos. Forman un manguito alrededor de los capilares y, junto con la pared endotelial del capilar, forman la barrera hematoencefálica. Los astrocitos son de dos tipos:

protoplasmáticos (en la sustancia gris) y fibrosos (en la sustancia blanca).
- *Oligodendrocitos:* son más pequeños que los astrocitos y, como su nombre indica, tienen menos procesos. Los oligodendrocitos forman la vaina de mielina alrededor de las fibras del SNC.
- *Células ependimarias:* son células que recubren los ventrículos del cerebro y el canal central de la médula espinal.
- *Microglía:* representan las células gliales más pequeñas. Son células fagocíticas derivadas del mesodermo.

- Neuroglía en el SNP
  - Células satélites (capsulares): son células que rodean los cuerpos celulares de los ganglios sensoriales y autónomos, a los que proporcionan soporte y nutrición.
  - Células de Schwann o neurolemocitos: son células que forman la vaina de mielina alrededor de las fibras nerviosas en el sistema nervioso periférico.

10.2.3.3 Funciones de la neuroglía

Las funciones que desempeñan las células de la neuroglía son las siguientes:

- Proporcionar soporte estructural y funcional a las neuronas,
- Favorecer la formación de la barrera hematoencefálica,
- Fagocitar sustancias extrañas,
- Producir líquido cefalorraquídeo,
- Formación de vainas de mielina alrededor de los axones.

10.2.4 Fibras nerviosas

El axón de la célula nerviosa se denomina fibra nerviosa. Los haces de fibras nerviosas dentro del sistema nervioso central se denominan tractos, mientras que los haces de fibras nerviosas en el sistema nervioso periférico se denominan nervios periféricos o simplemente nervios.
Las fibras nerviosas del sistema nervioso pueden ser de dos tipos:

- Fibras nerviosas mielinizadas,
- Fibras nerviosas no mielinizadas.

10.2.4.1 Mielinización de las fibras nerviosas

Las fibras del SNC están mielinizadas por oligodendrocitos, mientras que las del SNP lo están por células de Schwann.
La mielinización de una fibra nerviosa periférica se produce a través del siguiente proceso:

1. Las células de Schwann se disponen en secuencia a lo largo de la fibra nerviosa que las invagina, formando los mesaxones.
2. Cada célula de Schwann gira alrededor de la fibra nerviosa varias veces, de modo que el mesaxón se envuelve repetidamente alrededor del axón y el citoplasma se extruye en el cuerpo de la célula de Schwann.
3. La vaina de mielina está formada por muchas capas de membrana plasmática compuestas por proteínas lipídicas blancas, que proporcionan un aspecto blanquecino a la fibra. La superficie externa de la vaina de mielina está encerrada en una glicoproteína que forma el neurilema de la vaina de mielina.
4. Cada célula de Schwann mieliniza sólo 1 mm de axón, por lo que deja huecos en la vaina de mielina donde el axón queda expuesto al exterior. Estos huecos se denominan nódulos de Ranvier.

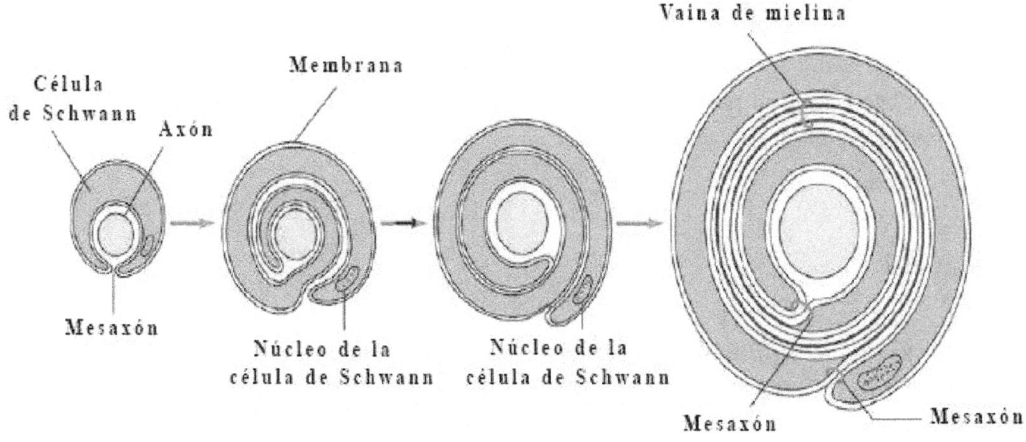

Las fibras del SNC están mielinizadas por oligodendrocitos. A diferencia de las células de Schwann, que forman una vaina de mielina alrededor de un solo axón, cada oligodendrocito tiene prolongaciones que forman una vaina de mielina alrededor de varios axones.
Las fibras no mielinizadas están a su vez rodeadas por células de Schwann. Varios axones (15 o más) se invaginan longitudinalmente en el citoplasma de la célula de Schwann y quedan sellados por la membrana plasmática.

10.2.5 Conducción nerviosa a lo largo del axón

Cuando se estimula el nervio, la membrana plasmática se despolariza y se genera un potencial de acción, es decir, una pequeña carga eléctrica que se propaga a lo largo de la membrana plasmática.
La velocidad de conducción del potencial de acción es más rápida a lo largo de las fibras nerviosas mielinizadas, ya que salta de un nodo a otro (conducción saltatoria). La velocidad de conducción es más lenta en las fibras no mielinizadas, ya que el avance del potencial de acción es constante pero a un ritmo moderado.

10.2.6 Transmisión de impulsos

En el sistema nervioso, la información pasa de un lugar a otro en forma de potencial de acción o impulso nervioso. El impulso nervioso es similar a una pequeña carga eléctrica generada por el intercambio de iones de sodio (Na+) y potasio (K+) a través de la membrana plasmática tras un estímulo.
El impulso nervioso viaja progresivamente a lo largo de una fibra nerviosa y luego pasa a otra neurona a través de la sinapsis.

10.2.7 Sinapsis

La unión en la que el impulso nervioso pasa de una neurona a otra se denomina sinapsis. La sinapsis es el contacto entre dos neuronas por contigüidad y no por continuidad.
Las sinapsis pueden clasificarse según las partes de las neuronas que entran en contacto y la dirección de transmisión del impulso nervioso. Específicamente:

- Assodendritica (la más común)

- Assosomatica
- Dendrosomática
- Dendroaxónica
- Dendrodendrítico
- Assoassonica

10.2.7.1 Estructura de la sinapsis

La sinapsis está formada por un botón sináptico de la neurona presináptica y la membrana plasmática de la neurona postsináptica. El botón presináptico contiene vesículas sinápticas llenas de neurotransmisores.
Las membranas plasmáticas de dos neuronas vecinas en una sinapsis se denominan presináptica y postsináptica. La hendidura sináptica representa el pequeño espacio entre estas dos membranas (20-30 nm).

10.2.7.2 Mecanismo de transmisión del impulso a través de la sinapsis

Cuando el impulso nervioso llega al botón presináptico, el neurotransmisor se libera en la hendidura sináptica. Allí se une a los receptores situados en la membrana postsináptica. Este proceso provoca la despolarización de la membrana postsináptica, lo que da lugar a la generación de un impulso nervioso en la membrana postsináptica.
De este modo, los impulsos nerviosos pasan de una neurona a otra.

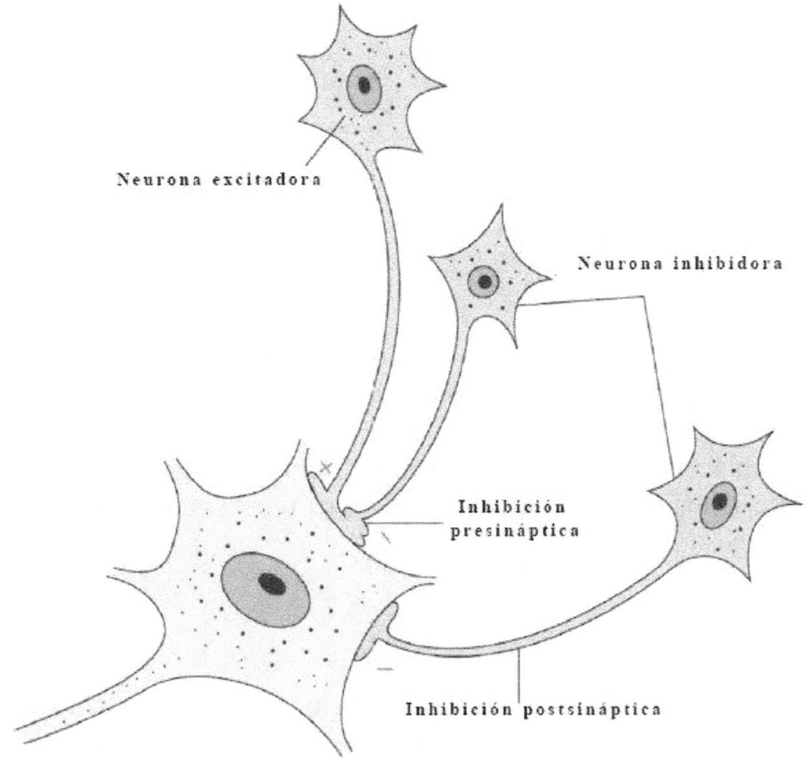

10.2.7.3 Neurotransmisor

Un neurotransmisor es una sustancia química que interviene en la transmisión del impulso nervioso a través de la sinapsis. Existen numerosos neurotransmisores, pero el más común es la acetilcolina. Una vez liberado en la hendidura sináptica, se une a los receptores de la membrana postsináptica para despolarizarla. La acetilcolina que permanece en la hendidura sináptica es descompuesta en acetato y colina por una enzima llamada acetilcolina esterasa.

Enfoque clínico

Transmisión sináptica: la transmisión sináptica puede verse alterada por las drogas. La cafeína es un agente estimulante que puede aumentar la capacidad de transmisión a lo largo de las sinapsis.

10.2.8 Nervios

En general, el término nervio se refiere al nervio periférico formado por haces de fibras nerviosas.

10.2.8.1 Estructura de un nervio periférico

Cada nervio está formado por haces de fibras nerviosas y tejido conjuntivo.
Cada fibra nerviosa está encerrada en una delicada vaina de tejido conjuntivo llamada endoneurio y cada grupo de fibras nerviosas (está rodeado por una vaina de tejido conjuntivo llamada perineurio. Todo el nervio está rodeado por una vaina de tejido conjuntivo denso denominada epineurio, que contiene vasos sanguíneos.
Las tres vainas de tejido conjuntivo proporcionan una resistencia mecánica considerable al nervio periférico y constituyen la mitad de la mayor parte del nervio.

10.2.8.2 Clasificación de los nervios

Los nervios se clasifican en tres categorías principales:

- Nervios motores
- Nervios sensitivos
- Nervios mixtos

Los nervios sensitivos transmiten impulsos desde los receptores de la periferia hasta el SNC.
Los nervios motores transmiten el impulso motor desde el SNC al órgano efector, el músculo esquelético. La pérdida de riego nervioso motor provoca la degeneración de las fibras musculares esqueléticas.
Por último, el nervio mixto está formado por fibras motoras y sensoriales.

10.2.8.3 Reflejo nervioso

Un acto reflejo es una respuesta automática a un estímulo que no va acompañada de un pensamiento consciente. Es una respuesta de naturaleza protectora.
Las estructuras implicadas en la realización de este tipo de reflejo son:

- Receptor sensorial,
- Neurona aferente (sensorial),

- Neurona de asociación (conector),
- Neurona eferente (motora),
- Órgano efector.

El ejemplo clásico de acto reflejo es el reflejo de retirada, presente por ejemplo cuando uno se pincha el dedo con un alfiler. En estos casos, se estimula el receptor sensorial; el impulso nervioso producido por un estímulo doloroso llega a la médula espinal a través de una neurona aferente. El impulso se transmite a su vez a la neurona motora a través de una neurona de asociación que estimulará los músculos flexores de la mano (órgano efector). Como consecuencia, la mano se alejará de la situación peligrosa.
Otros reflejos, como el ocular, el cardíaco y el intestinal, funcionan de manera similar.

10.2.8.4 Tipos de nervios periféricos

Los nervios periféricos pueden dividirse en dos grupos. Específicamente:

- Nervios craneales,
- Nervios espinales.

Nervios craneales

Hay 12 pares de nervios craneales en el cuerpo que se originan dentro de la cavidad craneal y salen a través del foramen magnum. Los nervios craneales se designan con números romanos por orden de inserción en el cerebro en dirección cráneo-caudal. Los 12 pares de nervios son los siguientes:

- I Olfatorio: se refiere al sentido del olfato;
- II Óptico: se refiere al sentido de la vista;
- III Oculomotor: proporciona la mayoría de los músculos extraoculares;
- IV Troclear: proporciona un músculo extraocular;
- V Trigémino: proporciona inervación sensorial a la cabeza y la cara e inervación motora a los músculos de la masticación;
- VI Abducens: proporciona un músculo extraocular;
- VII Facial: proporciona el músculo de la expresión facial y las glándulas salivales, lagrimales, submandibulares y sublinguales;

- VIII Vestibulococlear: proporciona el sentido del oído y del equilibrio;
- IX Glosofaríngeo: proporciona inervación sensorial a la lengua y la faringe e inervación motora a un músculo faríngeo;
- X Vago: proporciona la alimentación motora del intestino, el corazón y las vías respiratorias, así como la inervación sensitiva de la lengua y las vísceras torácicas y abdominales;
- XI Accesorio: proporciona inervación motora a los músculos del paladar, la faringe, la laringe y el cuello;
- XII Hipogloso: proporciona fuerza motora a los músculos de la lengua.

Nervios raquídeos

En el cuerpo humano hay 31 pares de nervios raquídeos que se originan en la médula espinal dentro del canal vertebral y salen a través del foramen intervertebral. Los 31 pares de nervios son los siguientes:

- Ocho pares de nervios cervicales (C1 a C8);
- Doce pares de nervios torácicos (T1 a T12);
- Cinco pares de nervios lumbares (L1 a L5);
- Cinco pares de nervios sacros (S1 a S5);
- Un par de nervios coccígeos (C1).

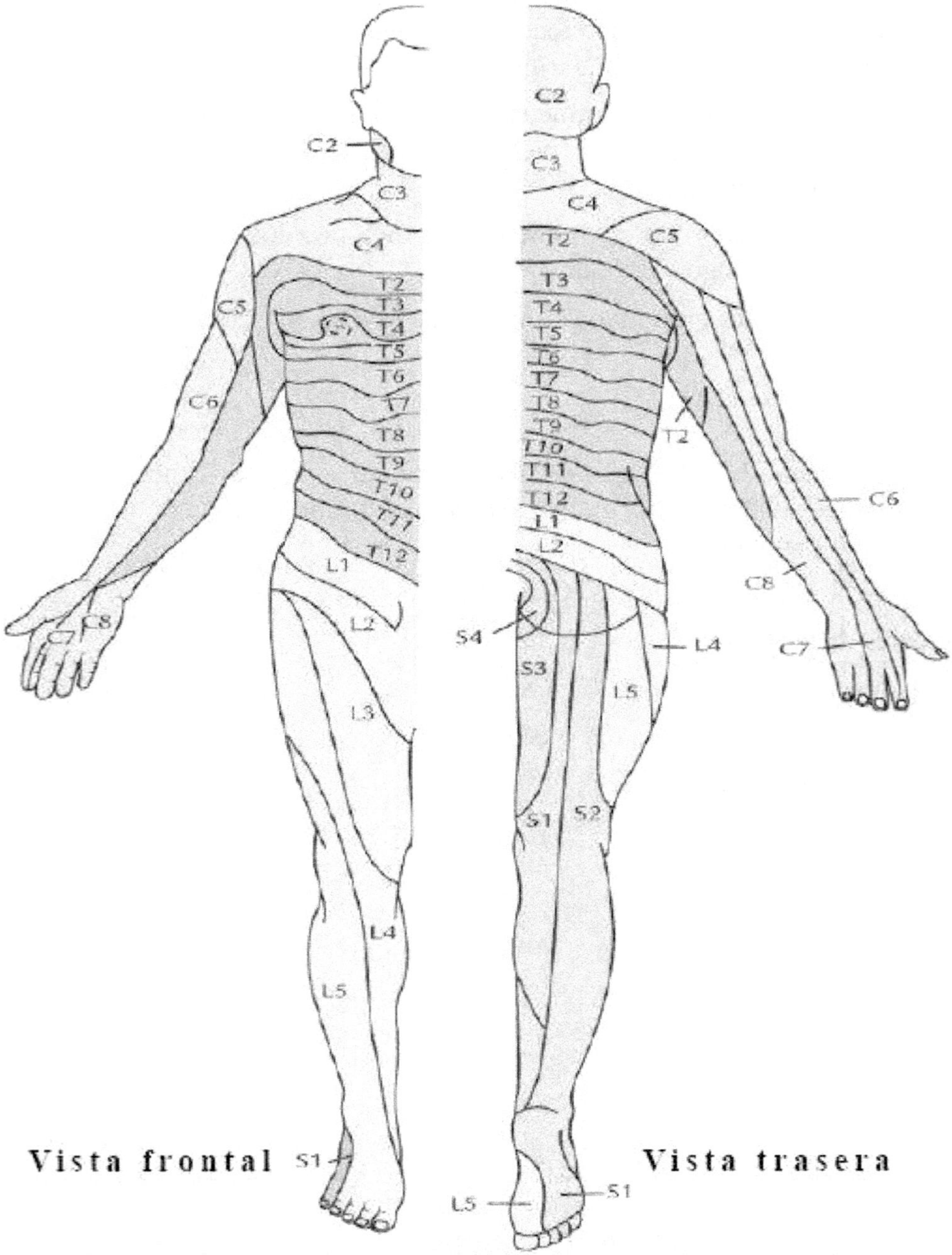
C2
C3
C4
C5
T2
T3
T4
T5
T6
T7
T8
T9
T10
T11
T12
L1
L2
C6
C8
C7
L3
L4
L5
S1
S4
S3
S2
Vista frontal
Vista trasera

Normalmente, el nervio espinal nace de dos raíces de la médula espinal: la raíz anterior y la posterior. Las dos raíces salen del canal espinal a través del foramen intervertebral y posteriormente se unen para formar el tronco nervioso, que se divide en una pequeña rama posterior y una gran rama anterior, ambas con fibras motoras y sensoriales.
La rama posterior se curva hacia atrás alrededor de la columna vertebral para irrigar los músculos de la espalda y la piel que recubre estos músculos. La rama anterior discurre anterolateralmente alrededor de la pared corporal para irrigar los músculos y la piel de la pared corporal anterolateral.
La pequeña rama dorsal divide las ramas lateral y medial que irrigan los músculos; la gran rama ventral discurre a lo largo del borde inferior de la costilla correspondiente e irriga los músculos intercostales. También da lugar a ramas cutáneas laterales y anteriores en la línea axilar media y justo lateral al esternón. La rama cutánea lateral se divide a su vez en rama posterior y rama anterior, mientras que la rama cutánea anterior se divide en rama lateral y rama medial.

Dermatómeros

La zona de la piel irrigada por un nervio espinal a través de sus dos ramas se denomina dermatómero. Debido a la superposición de dermatómeros contiguos, no se producirá anestesia a menos que estén afectados más de dos nervios raquídeos. Si una lesión afecta a un solo nervio espinal, las sensaciones se verán disminuidas o alteradas, pero no se perderán por completo.
En el tronco, la disposición de los dermatómeros es sencilla porque cada uno se extiende alrededor de la pared corporal desde la línea media posterior hasta la línea media anterior. En las extremidades, la disposición es más compleja, en primer lugar porque los nervios espinales que irrigan las extremidades forman plexos antes de inervar la piel y, en segundo lugar, porque las extremidades rotan durante la vida embrionaria.

10.2.8.5 Formación de plexos nerviosos espinales

En general, a excepción de los nervios torácicos (T2-T12), las ramas primarias anteriores de todos los nervios raquídeos se unen y vuelven a dividirse para formar una red de nervios denominada plexos nerviosos. Los tres plexos nerviosos principales pueden distinguirse en:

- Plexo cervical: formado por las ramas primarias anteriores de los nervios espinales C1, C2, C3 y C4, inerva la cabeza y el cuello;

- Plexo braquial: formado por las ramas primarias anteriores de C6, C7, CS y T1, inerva el miembro superior;
- Plexo lumbosacro: formado por L1, 12, 13, L4 y S1, S2, S3, inerva el miembro inferior.

10.3 Sistema nervioso autónomo

El sistema nervioso autónomo controla las actividades involuntarias del cuerpo, como el músculo liso, el músculo cardíaco y las actividades de las glándulas.
El sistema autónomo también consta de dos componentes: aferente y eferente.
Mientras que el componente aferente es idéntico al del sistema nervioso somático, el componente eferente difiere de él. La diferencia fundamental es que las fibras somáticas eferentes pasan directamente del SNC a los órganos efectores somáticos (músculos esqueléticos), mientras que las fibras autonómicas eferentes, antes de llegar a los órganos efectores, se transmiten a los ganglios autonómicos situados fuera del SNC. Posteriormente, las fibras procedentes de las células ganglionares irrigan los órganos efectores. De ello se deduce que la vía eferente somática está formada únicamente por neuronas de primer orden derivadas del SNC, mientras que la vía eferente autonómica está formada por neuronas de primer orden derivadas del SNC y neuronas de segundo orden derivadas de los ganglios autónomos.
Los impulsos nerviosos que pasan por las vías motoras autónomas provocan la estimulación o inhibición de la secreción glandular y la contracción o relajación de los músculos lisos y cardíacos.

10.3.1 Subdivisión del sistema nervioso autónomo

El componente eferente del sistema nervioso autónomo se divide en dos partes:

- Sistema nervioso simpático,
- Sistema nervioso parasimpático.

En el sistema nervioso simpático, las fibras simpáticas preganglionares derivan únicamente de la médula espinal, es decir, de la columna gris lateral de la médula espinal en los segmentos T1 a 12.
Por lo tanto, el sistema simpático puede definirse como un sistema toracolumbar.

En el sistema nervioso parasimpático, las fibras preganglionares se originan en el cerebro y la médula espinal. Salen del cráneo a través de los nervios craneales 3°, 7°, 9° y 10°, mientras que en la médula espinal se originan en los segmentos sacros: 2°, 3° y 4°. Por lo tanto, en general, el sistema parasimpático se denomina sistema cráneo-sacro.
El sistema simpático irriga todas las regiones del cuerpo. Esto no se aplica al sistema parasimpático, que sólo tiene una distribución visceral. Incluso algunos órganos internos no son alcanzados por el sistema parasimpático, como es el caso de las glándulas suprarrenales y las gónadas.

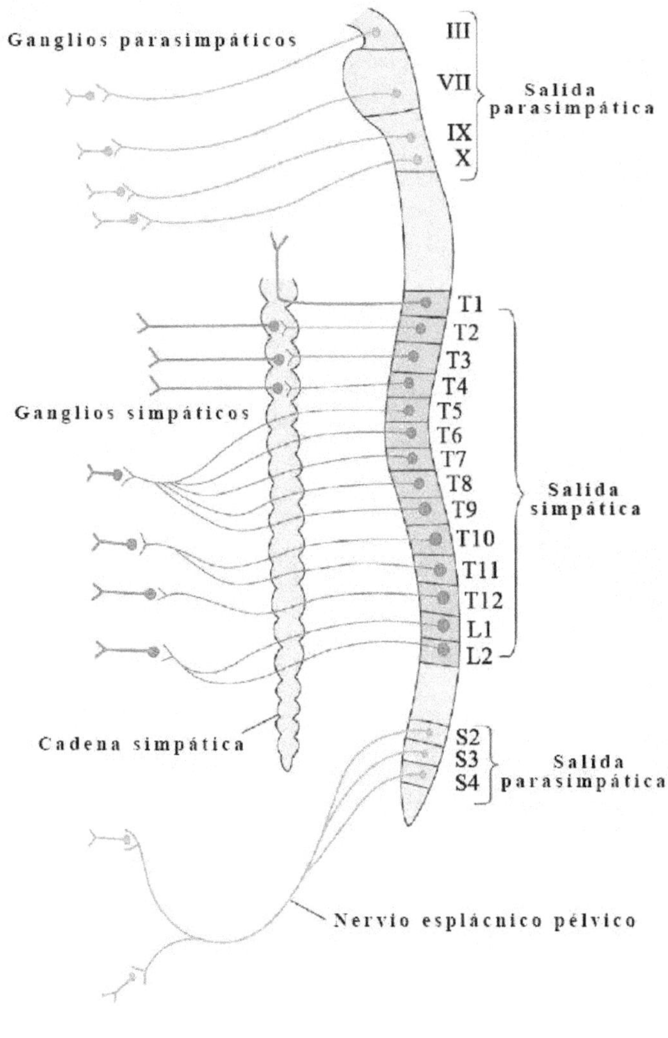

Enfoque clínico

Efectos de la hiperactividad simpática y parasimpática: el sistema simpático se estimula en momentos de estrés y tensión. Su hiperactividad provoca: aumento de la tensión arterial, aumento de la frecuencia cardiaca (taquicardia), aumento de la frecuencia respiratoria, sudoración, dilatación de las pupilas, sequedad de boca, pérdida de apetito, estreñimiento.

Por el contrario, la hiperactividad del sistema parasimpático provoca: disminución de la frecuencia cardíaca (bradicardia), aumento de la movilidad intestinal, restricción pupilar.

Información clave

Propiedad más importante de las neuronas	Excitabilidad y conductividad
Neuroglía más grande	Astrocitos
Neuroglía más pequeña	Microglía
Las sinapsis más extendidas del cuerpo humano	Axodentrítica
Las neuronas más extendidas del cuerpo humano	Multipolares
Los cuerpos celulares de todas las neuronas sensoriales primarias se encuentran fuera del SNC, excepto los	Los cuerpos celulares de las neuronas sensoriales primarias que forman el núcleo mesencefálico del nervio trigémino situado en el SNC.
Los cuerpos celulares de todas las motoneuronas se encuentran dentro del SNC, excepto las	Motoneuronas postganglionares del sistema nervioso autónomo que se localizan en los ganglios periféricos.
Nervio craneal mayor	Nervio trigémino
Nervio craneal más largo	Nervio vago
Nervio craneal menor	Nervio troclear

Capítulo 11
Sistema endocrino

Introducción

El sistema endocrino es uno de los dos principales sistemas de control del organismo, además del sistema nervioso. Desempeña un papel importante en el mantenimiento de la homeostasis; los trastornos relacionados con él dan lugar a importantes afecciones clínicas como la diabetes mellitus, el síndrome de Cushing y las disfunciones reproductivas.
El sistema endocrino está formado por:

- Glándulas endocrinas, presentes como órganos distintos y separados (hipófisis, tiroides y paratiroides);
- Masas dispersas de células endocrinas dentro de las glándulas exocrinas, como los islotes de Langerhans dentro del páncreas, las células intersticiales de los testículos, el cuerpo lúteo del ovario, etc.
- Células neuroendocrinas difusas, como las que se encuentran en el epitelio de revestimiento del duodeno.

11.1 Glándulas endocrinas

Las glándulas endocrinas son glándulas sin conductos que vierten su secreción directamente en el torrente sanguíneo. La mayoría de los grupos de células glandulares se disponen en cordones o placas; estos cordones están separados por sinusoides o capilares sanguíneos.
La secreción de las glándulas endocrinas se conoce como hormona o mensajero químico que provoca la activación o inhibición incluso de tejidos y/u órganos diana distantes
Las hormonas pueden clasificarse en los cuatro tipos principales siguientes:

- Proteínas, como la hormona estimulante de la tiroides, la hormona del crecimiento, la parathormona, etc.
- Esteroides, como la testosterona, la progesterona, etc.

- Pequeños péptidos, como la vasopresina, la hormona liberadora de la tiroides, etc.
- Derivados de aminoácidos, como tiroxina, adrenalina, noradrenalina.

Las glándulas endocrinas más importantes del cuerpo humano son las siguientes:

- Glándula pituitaria o hipófisis,
- Glándula tiroidea,
- Glándulas paratiroides,
- Glándulas suprarrenales,
- Glándula pineal,
- Timo

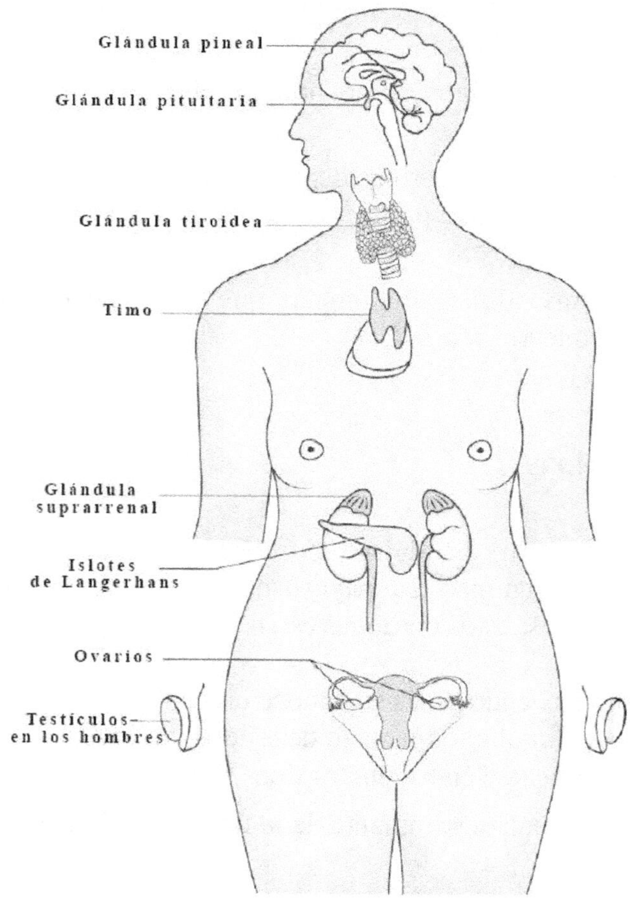

11.1.1 Glándula pituitaria (hipófisis)

La glándula pituitaria es la glándula endocrina más compleja. Se encuentra en la fosa cranela, debajo del hipotálamo, y está unida a éste por un pedículo de tejido denominado infundíbulo. El quiasma óptico está relacionado con el techo de la fosa hipofisaria.
La glándula pituitaria consta de dos partes diferenciadas: la adenohipófisis (hipófisis anterior) y la neurohipófisis (hipófisis posterior). Estas dos partes se desarrollan a partir de dos fuentes completamente distintas y, por lo tanto, tienen estructuras y funciones diferentes. La adenohipófisis se desarrolla a partir del revestimiento ectodérmico de la cavidad oral primitiva y la neurohipófisis a partir del hipotálamo.

11.1.1 Adenohipófisis

La adenohipófisis puede dividirse en tres partes:

- Parte distal,
- Parte intermedia,
- Parte tuberal.

Parte distal

La parte distal constituye la parte principal de la adenohipófisis y está formada por un cordón de células rodeado de sinusoides, disposición adecuada para la descarga directa de hormonas en el torrente sanguíneo. Las células que forman los cordones pueden ser cromófobas o cromófilas.
Las primeras son de menor tamaño y tienen poca afinidad por las tinciones histológicas, y poseen poco citoplasma que suele carecer de gránulos. Representan la fase inactiva de los cromófilos. Por el contrario, los cromófilos son teñibles y de mayor tamaño, y también poseen gránulos secretores. Los cromófilos son de dos tipos: acidófilos y basófilos.
Según su función, los acidófilos se clasifican en tres grupos:

- *Somatotropos:* regulan el crecimiento corporal segregando GH (hormona del crecimiento),
- *Corticosteroides:* actúan sobre las glándulas suprarrenales segregando ACTH (hormona adrenocorticotrópica,
- *Mamotropos:* actúan sobre las glándulas mamarias segregando la hormona prolactina.

Los basófilos, a su vez, pueden subdividirse según su función:

- *Tirotropos:* actúan sobre la glándula tiroidea segregando TSH (hormona estimulante del tiroides),
- *Gonadrofos: actúan* sobre las gónadas segregando FSH (hormona foliculoestimulante), LH (hormona luteinizante) en las mujeres e ICSH (hormona estimulante de las células intersticiales) en los hombres.

Parte intermedia

Representa una zona estrecha formada por células pequeñas y está separada de la parte distal por una fisura interglandular. Las células de la parte intermedia segregan la hormona estimulante de los melanocitos (MSH).

Parte tuberal

Es una prolongación de la parte distal caracterizada por una forma tubular que gira hacia arriba y rodea parte del infundíbulo. Las células de su interior son basófilas y contienen algunos gránulos. La función de la parte tubular es incierta.

Enfoque clínico

Efectos de la hipersecreción de la hipófisis anterior: la hipersecreción de hormona del crecimiento (GH) de la hipófisis anterior provoca gigantismo y acromegalia. La causa más frecuente de hipersecreción de GH es un tumor hipofisario. La secreción excesiva de GH provoca el crecimiento excesivo de los huesos, el agrandamiento de los órganos internos y el crecimiento de un exceso de tejido conjuntivo.

Gigantismo: se produce cuando hay una secreción excesiva de GH cuando los cartílagos epifisarios de los huesos largos aún están creciendo. El resultado es un crecimiento exagerado y prolongado de los huesos largos que da lugar al gigantismo. Los individuos afectados son anormalmente altos.

Acromegalia: se produce cuando hay una secreción excesiva de GH tras completarse la osificación. El individuo afectado presenta las siguientes características: mandíbula prominente y crestas óseas pesadas sobre los ojos, aumento del diámetro de los dedos de manos y pies, nariz bulbosa o ancha, lengua agrandada, sin aumento de estatura.

Efectos de la hiposecreción de la hipófisis anterior: la hiposecreción de GH de la hipófisis anterior en lactantes y niños provoca enanismo.

Enanismo hipofisario: en esta afección médica, la persona afectada es de baja estatura pero bien proporcionada y su desarrollo mental no se ve afectado.

11.1.1.2 Neurohipófisis

Desde el punto de vista del desarrollo, la neuropifosis aparece como una excrecencia ventral del suelo del diencéfalo que no contiene neuronas. Consiste en un infundíbulo estrecho y una parte nerviosa hinchada.
La parte nerviosa está formada por células denominadas pituicitos y fibras nerviosas no mielinizadas procedentes de los cuerpos celulares de neuronas situadas en el hipotálamo.
La parte nerviosa no segrega ninguna hormona, pero actúa como depósito de hormonas (hormona antidiurética y oxitocina) segregadas en el hipotálamo. La oxitocina estimula la contracción de la musculatura uterina durante la última parte del embarazo y también ejerce una acción contráctil sobre las células mioepiteliales de los alvéolos y conductos de la glándula mamaria, favoreciendo la expulsión de la leche materna. La hormona antidiurética (ADH), también conocida como vasopresina, aumenta la permeabilidad de los túbulos renales para la reabsorción de agua, inhibiendo así la diuresis.
La función más importante de la hormona antidiurética (ADH) es conservar el agua en el organismo. Un fallo en la secreción de ADH produce un cuadro clínico denominado diabetes insípida, que se presenta clínicamente en forma de eliminación de grandes cantidades de orina (5-10 litros al día) y sed excesiva.

11.1.1.3 Circulación sanguínea en la hipófisis

La glándula pituitaria es irrigada por las arterias pituitarias superior e inferior desde la arteria carótida interna. El flujo arterial de la parte anterior procede de la circulación portal hipotalámico-hipofisaria.
Al principio, las arterias hipofisarias superiores se dividen en capilares para absorber las hormonas liberadas por el hipotálamo. Posteriormente, los capilares se reúnen para formar vasos que vuelven a dividirse en capilares en la parte anterior, liberando hormonas en los sinusoides de la parte anterior.

11.1.2 Glándula tiroidea

La glándula tiroidea es la mayor glándula endocrina del cuerpo humano. Está situada en la parte inferior del cuello y consta de dos lóbulos laterales unidos por un istmo. Los lóbulos tienen forma cónica y están situados a ambos lados de la parte superior de la tráquea y de la parte inferior de la laringe. El istmo se extiende a través de la superficie anterior de la tráquea por delante de los anillos traqueales tercero y cuarto.

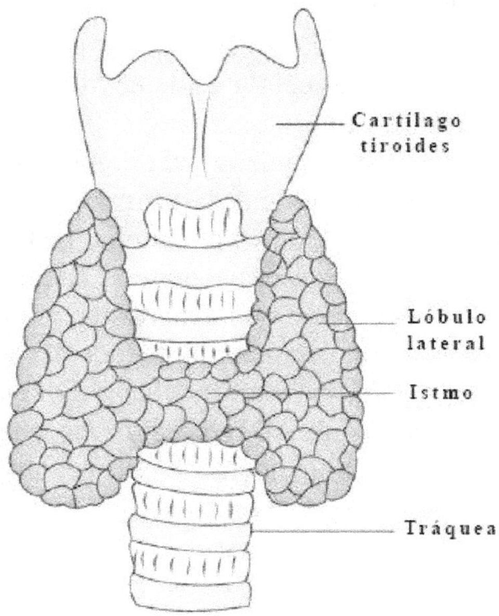

La estructura unitaria de la glándula tiroidea se denomina folículo; consiste en una capa de células epiteliales cuboidales que encierran una cavidad llena de sustancia coloidal. Las células parafoliculares se encuentran en una delicada red de tejido conjuntivo entre los folículos y entre las células que forman la pared folicular.

Las células tiroideas se desarrollan a partir de dos fuentes diferentes:

- Las células foliculares se desarrollan a partir de las células endodérmicas del conducto tirogloso,
- Las células parafoliculares se desarrollan a partir de la cresta neural.

11.1.2.1 Hormonas secretadas por la glándula tiroidea

El tiroides segrega tres hormonas:

- T3 (triyodotironina o tiroxina) secretada por las células cuboidales de los folículos tiroideos,
- T4 (tetrayodotironina o tiroxina) secretada por las células cuboidales de los folículos tiroideos,
- Calcitonina (tirocalcitonina) secretada por las células parafoliculares.

La tiroxina constituye la mayor parte de las hormonas segregadas por la glándula tiroidea y comprende principalmente las hormonas T3 y T4. Estas últimas son esenciales para el crecimiento psicosomático del organismo y para mantener la TMB (tasa metabólica basal) del cuerpo. En los tejidos periféricos, la T4 se transforma en T3, más activa. El crecimiento y la maduración normales de los órganos dependen de la hormona tiroidea.
La calcitonina desempeña un papel importante en la homeostasis del calcio, ya que reduce los niveles de calcio en la sangre cuando son demasiado elevados. Su acción es opuesta a la de la hormona paratiroidea. La secreción de la hormona tiroidea está regulada por la TSH. La disminución de los niveles sanguíneos de T3 y T4 conduce (por retroalimentación negativa) a un aumento de la secreción de TSH.
El yodo en la dieta es esencial para la síntesis de las hormonas tiroideas T3 y T4.

11.1.2.2 Circulación sanguínea en la glándula tiroidea

La glándula tiroidea recibe un aporte sanguíneo abundante. Concretamente, las arterias implicadas son la arteria tiroidea superior, es decir, una rama de la arteria carótida externa, y la arteria tiroidea inferior con una rama del tronco tirocervical de la arteria subclavia.
El drenaje venoso lo proporcionan las venas tiroideas superior y media en la vena yugular interna y las venas tiroideas inferiores en la vena braquiocefálica.

Enfoque clínico
Hipotiroidismo: la hiposecreción de hormona tiroidea disminuye la tasa metabólica. Clínicamente se presenta con baja temperatura corporal, aumento de peso, disminución de la presión arterial y apatía.
Si se produce hiposecreción durante el desarrollo temprano, además de una disminución de la tasa de metabolismo, se produce un desarrollo anormal del sistema nervioso que da lugar a retraso mental y/o baja estatura. Esta afección está causada por una carencia materna de yodo.

Bocio: representa un agrandamiento de la glándula tiroides. Un agrandamiento de la glándula tiroides sin signos de hipertiroidismo se denomina bocio simple. Generalmente se desarrolla en estados de carencia de yodo en la dieta. La carencia de yodo provoca una disminución de la secreción de T3 y T4. A su vez, los bajos niveles de T3 y T4 estimulan la secreción de TSH de la hipófisis. El aumento de la secreción de TSH provoca hiperplasia de la glándula tiroides.

Hipertiroidismo: la hipersecreción de hormona tiroidea aumenta la tasa metabólica. Clínicamente, se detecta por una temperatura corporal elevada, pérdida de peso, hipertensión arterial, exoftalmos (protrusión de los globos oculares) y agrandamiento de la glándula tiroides. Este síndrome también se conoce como tirotoxicosis o enfermedad de Graves.

11.1.3 Glándulas paratiroides

La mayoría de los individuos tienen cuatro glándulas paratiroides. Son pequeños cuerpos ovalados de color marrón amarillento. Las dos glándulas paratiroides (superior e inferior) están situadas en la superficie posterior de cada lóbulo lateral de la glándula tiroides.
Las células de las glándulas paratiroides están densamente agrupadas en masas o cordones más que en folículos.

11.1.3.1 Hormonas secretadas por las glándulas paratiroides

Las glándulas paratiroides segregan la hormona paratiroidea (PTH), también llamada parathormona. Es importante para mantener unos niveles adecuados de calcio en la sangre, ya que moviliza el calcio de los huesos. La hormona paratiroidea inhibe la actividad osteoblástica y promueve la actividad osteoclástica en el hueso. También convierte la vitamina D en el principio activo 1,25-dihidroxicolecalciferol en el riñón, aumentando así la absorción de calcio en los riñones.
Sin embargo, debe tenerse en cuenta que un aumento excesivo de los niveles de calcio en sangre deprime la actividad paratiroidea.
La parathormona tiroidea y la calcitonina actúan de forma complementaria para mantener los niveles de calcio en sangre dentro de unos límites normales. Esto es esencial para la contracción muscular, la coagulación sanguínea y la transmisión de los impulsos nerviosos.

11.1.3.2 Circulación sanguínea en las glándulas paratiroides

Las glándulas paratiroides son irrigadas por la arteria tiroidea inferior.

Enfoque clínico

Hipoparatiroidismo: esta afección suele producirse por atrofia o extirpación quirúrgica involuntaria de las glándulas paratiroides. Produce un descenso de los niveles de calcio en sangre (hipocalcemia) que provoca hiperexcitabilidad y espasmos dolorosos de los músculos esqueléticos, con la característica flexión hacia dentro de manos, antebrazos y pies. Esto da lugar a un cuadro clínico denominado tetania.

Hiperparatiroidismo: esta afección suele deberse a un adenoma paratiroideo. Produce osteoporosis y las consiguientes fracturas patológicas, formación de cálculos renales, debilidad muscular y calcificación de los tejidos blandos.

11.1.4 Glándulas suprarrenales

En el cuerpo humano hay dos glándulas suprarrenales, la derecha y la izquierda, cada una situada en el polo superior de cada riñón. La glándula suprarrenal derecha tiene forma de sombrero y la izquierda tiene forma semilunar. Al igual que los riñones, las glándulas también son retroperitoneales y están rodeadas de abundante tejido adiposo.
Cada glándula suprarrenal es un órgano que consta de dos partes distintas que son evolutiva, estructural y funcionalmente diferentes. Específicamente:

- una parte externa, denominada corteza suprarrenal,
- una parte interna, llamada médula suprarrenal.

La corteza suprarrenal se desarrolla a partir del mesodermo, mientras que la médula suprarrenal lo hace a partir de la cresta neural.

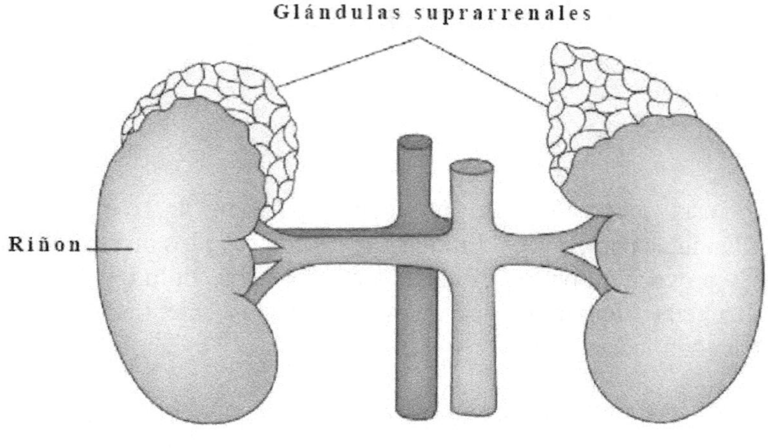

11.1.4.1 Corteza suprarrenal

La corteza suprarrenal es la parte más externa de la glándula suprarrenal. Se divide en tres zonas distintas:

- Una zona externa, denominada zona glomerular, que segrega hormonas mineralocorticoides. Un ejemplo es la aldosterona, que aumenta la reabsorción de iones de sodio y la secreción de iones de potasio e hidrógeno.
- Una zona media, denominada zona fascicular, que segrega hormonas glucocorticoides como el cortisol.
- Una zona interna, denominada zona reticular, que segrega andrógenos suprarrenales, como las hormonas sexuales.

Todas las hormonas (mineralocorticoides, glucocorticoides y hormonas sexuales) segregadas por la corteza suprarrenal se clasifican como esteroides.

11.1.4.2 Médula suprarrenal

La médula suprarrenal representa la parte blanda interna de la glándula suprarrenal. Está formada por células dispuestas en grupos anastomósicos y estrechamente asociadas a los sinusoides. Las células de la médula suprarrenal se denominan cromafines porque los gránulos secretores de su citoplasma adquieren un color marrón específico cuando se tratan con una solución de cromato potásico.

Las células cromafines segregan catecolaminas de dos tipos: epinefrina y norepinefrina. La liberación de catecolaminas desde la médula está controlada por los nervios simpáticos.
Las secreciones medulares son el resultado de reacciones emocionales, excitación sexual o estrés. En general, las hormonas de la médula suprarrenal preparan al organismo para una fuerte actividad y reacción muscular.

11.1.4.3 Circulación sanguínea en las glándulas suprarrenales

Cada glándula suprarrenal está irrigada por tres arterias: la arteria suprarrenal superior, la arteria suprarrenal media y la arteria suprarrenal inferior.
El drenaje venoso se realiza a través de la vena suprarrenal derecha y la vena suprarrenal izquierda.

Enfoque clínico
Síndrome de Cushing: se trata de una afección clínica derivada de la hipersecreción de la corteza suprarrenal a través de la hipersecreción de cortisol, andrógenos y aldosterona. Los signos y síntomas característicos del síndrome de Cushing son: acumulación de tejido adiposo en la cara, el cuello y el tronco del cuerpo, aumento de los niveles de glucosa en sangre, atrofia del tejido linfoide y disminución de la respuesta inmunitaria.

Síndrome adrenogenital: esta afección se produce debido a la hipersecreción de andrógenos suprarrenales y suele asociarse al síndrome de Cushing. Se caracteriza por el desarrollo precoz de los caracteres sexuales secundarios en los niños y la masculinización en las niñas.

Feocromocitoma: es un tumor benigno que surge de las células cromafines de la médula suprarrenal. Provoca una hipersecreción de adrenalina y noradrenalina.
Neuroblastoma: es un tumor maligno que se origina en las células de la médula suprarrenal. Se da en lactantes y niños menores de 15 años. Los tumores que se desarrollan precozmente tienden a ser muy malignos.

11.1.5 Glándula pineal

La glándula pineal es una pequeña excrecencia en forma de cono situada en el extremo superior del diencéfalo. Se encuentra debajo del esplenio del cuerpo calloso y está unida al tercer ventrículo. La glándula pineal es de color marrón rojizo y se considera una glándula neuroendocrina fotosensible.

Está formada por células epitelioides denominadas pinealocitos, células neurogliales y puede contener gránulos calcáreos denominados "arena cerebral". Está ricamente provista de capilares y fibras simpáticas.

11.1.5.1 Hormonas secretadas por la glándula pineal

La glándula pineal segrega dos hormonas: la melatonina y la serotonina. La secreción pineal está influenciada por la luz, por lo que se deduce que la secreción es mayor durante la oscuridad y menor durante la luz.
La melatonina disminuye la secreción de la hormona liberadora de gonadotropina (GnRH) del hipotálamo, inhibiendo el desarrollo de los órganos reproductores. La serotonina es un vasodilatador eficaz.
Las concreciones pineales compuestas de fosfatos de calcio, fosfatos de magnesio y carbonatos comienzan a aparecer durante la mediana edad, pero no son indicativas de cambios degenerativos: el estado secretor de la glándula no se ve afectado por la aparición de concreciones pineales.

11.1.5.2 Funciones de la glándula pineal

Las funciones de la glándula pineal son contradictorias y aún no se conocen del todo. Sin embargo, se atribuyen a la glándula pineal las siguientes funciones:

- Coordinación de los
- y diurnos de muchos tejidos corporales,
- Inhibición del crecimiento y desarrollo de los órganos sexuales antes de la pubertad,
- Influencia en las actividades de la adenohipófisis, la neurohipófisis, el páncreas endocrino, las paratiroides, las glándulas suprarrenales y las gónadas.

11.1.5.3 Circulación sanguínea en la glándula pineal

La glándula pineal está irrigada por la arteria coroidea posterior.

Enfoque clínico

Calcificación de la glándula pineal: al llegar a la mediana edad, se acumulan depósitos calcáreos en la glándula pineal. La calcificación de la glándula pineal suele ser detectable en las radiografías del cráneo.

11.1.6 Timo

Para más información sobre la estructura del timo, consulte el capítulo dedicado al sistema linfático.

11.1.6.1 Hormonas secretadas por el timo

La glándula timo segrega una hormona llamada timosina que es necesaria para el desarrollo de los linfocitos T para la inmunidad mediada por células.

11.2 Masas de células endocrinas en glándulas exocrinas

Además de la presencia de tejidos endocrinos en glándulas endocrinas distintas, como la hipófisis o la glándula tiroides, hay algunos tejidos endocrinos que se presentan como masas dentro de una glándula exocrina. Algunos ejemplos son los islotes de Langerhans del páncreas, las células intersticiales (células de Leydig) de los testículos y el cuerpo lúteo del ovario.

11.2.1 Islotes de Langerhans

El páncreas es una glándula con funciones exocrinas y endocrinas. Su principal función exocrina la desempeñan los acinos pancreáticos, que producen enzimas digestivas. Su función endocrina la desempeñan los islotes de Langerhans, masas epiteliales muy vasculares diseminadas por el tejido glandular exocrino.

Las células que componen esta masa incluyen las células alfa y las células beta, siendo estas últimas mucho más numerosas que las primeras. Las células B producen insulina, que desempeña un papel importante en el metabolismo de los hidratos de carbono. De hecho, sin esta hormona, las células del organismo son incapaces de utilizar la glucosa para formar glucógeno, lo que provoca una disminución de los niveles de azúcar en sangre y un aumento de los niveles de glucógeno en el hígado. Las células A producen glucagón. Su efecto es opuesto al de la insulina. El glucagón aumenta el nivel de azúcar en sangre promoviendo la glucogenólisis en el hígado.

Enfoque clínico

Diabetes mellitus: se trata de una afección clínica derivada de un déficit de insulina. Se caracteriza por hiperglucemia y glucosuria de gravedad variable. Clínicamente se presenta como polifagia (exceso de comida), polidipsia (exceso de sed) y poliuria (exceso de orina).

11.2.2 Gónadas

11.2.2.1 Testículos

Los testículos son dos órganos pequeños, de forma ovoide, situados en el interior del escroto. Los testículos tienen funciones exocrinas y endocrinas. La función exocrina viene dada por la producción de espermatozoides, mientras que la función endocrina de los testículos viene dada por la producción de hormonas esteroideas como la testosterona.
El testículo está formado por un gran número de túbulos seminíferos que producen espermatozoides. Entre estos túbulos hay células intersticiales sueltas, también conocidas como células de Leydig. Se trata de células endocrinas cuya función es la producción de testosterona, la hormona masculina.
Además de estimular el desarrollo de los caracteres sexuales secundarios masculinos durante la pubertad, la testosterona tiene otras funciones:

- Favorece el desarrollo de los órganos reproductores masculinos durante la vida embrionaria,
- Esencial para el mantenimiento de la producción de esperma,
- Influye en el comportamiento,
- Regula la producción de GnRH en el hipotálamo.

Las células de Sertoli de los túbulos seminíferos producen una hormona polipeptídica llamada inhibina que inhibe la secreción de FSH por la hipófisis anterior.

11.2.2 Ovario

Los ovarios son dos pequeños órganos en forma de almendra situados en la fosa ovárica de la pared pélvica lateral a cada lado. Cada ovario está unido a la superficie posterior del ligamento ancho del útero por un corto pliegue peritoneal denominado mesovario.
Como glándula endocrina, el ovario segrega las hormonas esteroideas necesarias para preparar el endometrio para la implantación del óvulo fecundado. Las hormonas son producidas por las células del estroma que se disponen en dos zonas distintas alrededor de los folículos ováricos: la zona interna, conocida como teca folicular interna, y la zona externa, conocida como teca folicular externa.
Las células de la teca interna segregan la hormona estrogénica que estimula la proliferación endometrial, mientras que la teca externa permanece pequeña y compacta y no tiene función secretora.
Tras la ovulación, las células del folículo cambian: se dividen y agrandan rápidamente, y luego se organizan en células fibrosas para formar el cuerpo lúteo. Este último actúa como una glándula endocrina. El cuerpo lúteo está formado por una zona central de coágulo y una amplia zona periférica de células luteínicas granulares amarillas ricas en lípidos. Las células agrandadas segregan progesterona. Si se produce la fecundación, el cuerpo lúteo aumenta de tamaño y sigue segregando la progesterona necesaria para mantener el embarazo hasta que se forma la placenta.

11.3 Células neuroendocrinas difusas

Existen células neuroendocrinas dispersas en el organismo, como las células yuxtaglomerulares productoras de renina en el riñón, o las células endocrinas y enteroendocrinas asociadas al intestino, que se encuentran dispersas en la capa epitelial principalmente del estómago y el intestino delgado.
Las células enteroendocrinas del estómago producen gastrina, que actúa sobre las glándulas del mismo órgano, el estómago, para segregar ácido clorhídrico (HCl) y sobre las células del duodeno para producir cuatro hormonas:

- Secretina: provoca la secreción de jugo pancreático,
- Colecistoquinina: provoca la secreción de bilis,
- Pancreozima: provoca la secreción de enzimas pancreáticas,
- Enterogastrona: inhibe el peristaltismo del estómago para reducir su secreción ácida.

Información clave

La glándula más compleja del cuerpo humano	Glándula pituitaria
La mayor glándula endocrina del cuerpo humano	Glándula tiroidea
La glándula endocrina más vascularizada del cuerpo humano	Glándula tiroidea
Todas las glándulas endocrinas liberan sus secreciones directamente de los folículos al torrente sanguíneo, a excepción de:	Glándula tiroidea, que primero almacena secreciones y luego las libera cuando es necesario.

Capítulo 12
Aparato digestivo y respiratorio

Introducción al aparato digestivo

El aparato digestivo está formado por el tubo digestivo y los órganos asociados a la digestión, es decir, los dientes, la lengua, las glándulas salivales, el hígado, la vesícula biliar y el páncreas.
Este sistema suministra al organismo agua, electrolitos, vitaminas y nutrientes mediante el apoyo del sistema circulatorio.
Las funciones y procesos del aparato digestivo son los siguientes:

- Ingestión: ingesta de alimentos a través de la boca,
- Masticación: movimientos de la mandíbula inferior durante la masticación para triturar los alimentos y mezclarlos con la saliva,
- Deglución: tragar los alimentos para que pasen de la boca al estómago,
- Digestión: descomposición química de la materia alimenticia,
- Absorción: las moléculas nutritivas se absorben en el sistema circulatorio a través de la mucosa del intestino delgado,
- Peristaltismo: contracciones intestinales rítmicas y ondulantes que desplazan los alimentos por el tubo digestivo,
- Defecación: eliminación de residuos por el ano.

12.1 El tubo digestivo

El tubo digestivo se extiende desde la boca hasta el ano. Es un conducto tubular de unos 10 metros de longitud. En sucesión desde el extremo cercano al distal, este tubo consta de las siguientes partes:

- Boca (cavidad oral)
- Faringe

- Esófago
- Estómago
- Intestino delgado
- Intestino grueso
- Intestino rectal
- Canal anal

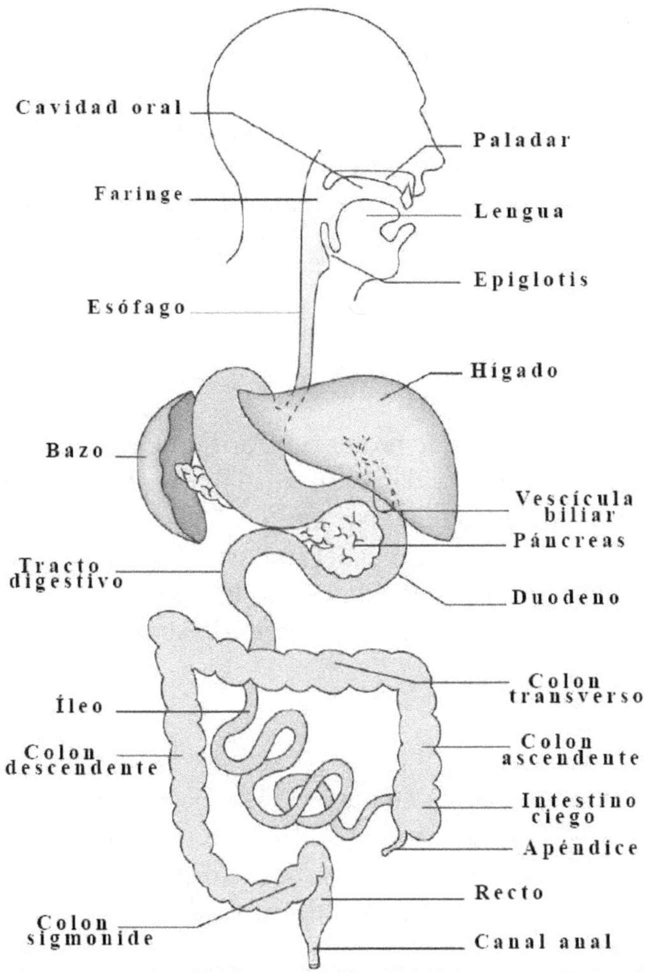

12.1.1 Boca (cavidad oral)

La boca representa la primera parte del tubo digestivo. Está delimitada anteriormente por los labios, lateralmente por las mejillas, superiormente por el paladar e inferiormente por la pared inferior o piso de la boca. La cavidad bucal se comunica externamente a través de un hueco entre los labios superior e inferior, denominado orificio bucal, e internamente a través de las fauces con la faringe.
La cavidad bucal se divide en dos partes: el vestíbulo bucal y la cavidad bucal propiamente dicha.
El vestíbulo bucal es un espacio en forma de herradura situado fuera de las encías y los dientes y dentro de los labios y las mejillas.
La cavidad bucal propiamente dicha está delimitada por el espacio interior de los dientes y las encías. Contiene una lengua que está unida a la pared inferior. Los dientes forman dos arcadas dentarias, una situada en el maxilar superior y otra en el inferior.
La cavidad bucal está recubierta por un epitelio escamoso estratificado protector no queratinizado. El revestimiento mucoso del paladar, de los labios y de las mejillas contiene pequeñas glándulas salivales que mantienen húmedo el revestimiento epitelial de la cavidad oral.

12.1.1 Labios y mejillas

Los labios son pliegues musculares que protegen el orificio oral, mientras que las mejillas forman las paredes laterales de la cavidad oral. Los labios y las mejillas están revestidos internamente por mucosa y externamente por piel.
Los labios y las mejillas desempeñan un papel importante en el proceso de masticación, ya que ayudan a manipular los alimentos dentro de la cavidad bucal y los mantienen en su sitio para que los dientes puedan triturarlos y cortarlos correctamente.

12.1.1.2 Dientes

Los dientes están incrustados en las cavidades de los procesos alveolares de la mandíbula y el maxilar. En un individuo adulto hay 32 dientes, 16 en cada mandíbula. En los humanos, los dientes sólo se sustituyen una vez (difiodontos), a diferencia de los vertebrados no mamíferos, en los que los dientes se sustituyen constantemente a lo largo de la vida (polifiodontos).

Los dientes de los seres humanos son heterodontos, es decir, varían estructuralmente y están adaptados para manipular los alimentos de diferentes maneras. Los dientes pueden clasificarse en:

- Incisivos (4 pares, superiores e inferiores): tienen forma de cincel y son adecuados para cortar y cortar alimentos,
- Caninos (2 pares, superior e inferior): tienen forma cónica y son aptos para sujetar y desgarrar,
- Premolares (4 pares, superiores e inferiores),
- Molares (6 pares, superiores e inferiores).

Los premolares y molares tienen superficies redondeadas irregulares llamadas cúspides y son adecuados para triturar y moler alimentos.

12.1.1.3 Lengua

La lengua es un gran órgano muscular que ocupa la mayor parte de la cavidad bucal. Consta de dos tipos de músculos: los intrínsecos, que se encuentran dentro de la propia lengua, y los extrínsecos, que son externos a la lengua pero están unidos a ella.
Los músculos intrínsecos se encargan de cambiar la forma de la lengua, por ejemplo al tragar, mientras que los extrínsecos se encargan del movimiento.
La lengua es el principal órgano sensorial del gusto: las papilas gustativas están situadas en la superficie dorsal de la lengua. La superficie ventral de la lengua está cubierta por una fina membrana mucosa que se refleja en el suelo de la cavidad oral.
La cavidad bucal, junto con los labios y las mejillas, mantiene los alimentos en su sitio durante la masticación. La lengua también desempeña un papel importante en la deglución de alimentos y agua.

12.1.2 Faringe

La faringe es un conducto en forma de embudo de unos 12,5 cm de longitud que conecta las cavidades oral y nasal con el esófago y la laringe. Recibe el bolo alimenticio de la cavidad oral y lo pasa al esófago. La unión faringoesofágica es el lugar más estrecho del tubo digestivo.

A efectos descriptivos, la faringe puede dividirse en tres partes: nasofaringe, orofaringe y laringofaringe según la posición de la parte: detrás de la cavidad nasal, detrás de la cavidad oral y detrás de la cavidad laríngea, respectivamente.
La nasofaringe forma parte del aparato respiratorio, mientras que la nasofaringe y la laringofaringe son conductos comunes de los aparatos respiratorio y digestivo.
La musculatura de la faringe está formada por músculos voluntarios, pero no está bajo control voluntario. El interior está revestido de epitelio escamoso estratificado protector.

12.1.3 Esófago

El esófago es un tubo muscular de unos 25 cm de longitud que conecta la faringe con el estómago. El esófago transporta el bolo alimenticio de la faringe al estómago mediante movimientos peristálticos y es la parte más muscular del tubo digestivo. Aunque la musculatura de la mitad superior del esófago está formada por músculos voluntarios, no están bajo control voluntario. En cambio, la musculatura de la mitad inferior está formada por músculos involuntarios.
El lumen de la porción terminal del esófago se estrecha debido al engrosamiento de las fibras musculares circulares de su pared, que forman el esfínter gastroesofágico inferior, cuya función es impedir que los alimentos vuelvan del estómago al esófago. La presencia de alimentos en el esófago hace que el esfínter gastroesofágico se relaje y permita que los alimentos entren en el estómago. Los alimentos ingeridos tardan entre 5 y 10 segundos en llegar al estómago.
El esfínter del extremo superior del esófago está formado por el músculo cricofaríngeo de la faringe, que impide el paso del aire al esófago durante la inspiración.
El lumen del esófago está revestido por un epitelio escamoso estratificado protector no queratinizado.

12.1.4 Estómago

El estómago representa la parte más extensible del tubo digestivo y está situado en la región epigástrica de la cavidad abdominal, por debajo del diafragma. Es una bolsa en forma de J que conecta el esófago con el duodeno. La cantidad de jugo gástrico que producen diariamente las células secretoras es de unos 2 litros.
Este jugo se compone de agua, sales minerales, moco, ácido clorhídrico, factor intrínseco y pepsinógeno. El ácido clorhídrico mata los microbios ingeridos y convierte el pepsinógeno inactivo en pepsina activa.

Las principales funciones del estómago pueden resumirse del siguiente modo:

- Almacenamiento de alimentos mezclados con secreciones gástricas,
- Inicio de la digestión de las proteínas,
- Desplazamiento de los alimentos en el intestino delgado en forma de materia pastosa llamada quimo.

Los alimentos se almacenan en el estómago hasta que pasan a un ritmo controlado al duodeno. La salida del estómago, llamada píloro, está protegida por un esfínter resistente de fibras musculares circulares (esfínter pilórico).

12.1.5 Intestino delgado

El intestino delgado es un tubo muscular largo y hueco de unos 6 metros de longitud que conecta el estómago con el intestino grueso. Está situado en el centro de la cavidad abdominal, rodeado por el intestino grueso.
El intestino delgado se divide en tres partes: duodeno, yeyuno e íleon.
El duodeno es un conducto en forma de C de unos 25 cm de longitud. Este conducto conecta el píloro del estómago con el yeyuno. La concavidad del duodeno mira hacia la izquierda y está ocupada por la cabeza del páncreas.
El duodeno recibe la bilis del hígado y la vesícula biliar a través del conducto biliar común y las secreciones pancreáticas a través del conducto pancreático. Estos dos conductos se unen para formar una entrada común en el duodeno denominada ampolla hepatopancreática, que penetra en el duodeno por su cara cóncava izquierda. En el duodeno continúa la digestión y comienza la absorción de agua y productos digestivos.
El yeyuno y el íleon forman el intestino delgado. El yeyuno mide unos 2 metros de largo y se extiende desde el duodeno hasta el íleon. El íleon mide unos 3 metros y conecta el yeyuno con el ciego.
El intestino delgado se apoya en el mesenterio propiamente dicho pero, como su raíz sólo mide 15 cm, el intestino delgado se desarrolla en pliegues llamados asas.
La función principal del intestino delgado es la absorción de nutrientes de los alimentos digeridos. Para cumplir esta función, la superficie mucosa del intestino delgado puede aumentar por la presencia de pliegues circulares de la mucosa y la submucosa denominados pliegues circulares y por la presencia de vellosidades intestinales. Estas últimas son proyecciones de la mucosa en forma de dedos.
Dado que el intestino está expuesto a toxinas y microorganismos, para su protección existen agregaciones de tejido linfoide en la mucosa, denominadas placas de Peyer, que

suelen concentrarse a lo largo del borde antimesentérico. La concentración de placas de Peyer es mayor en la porción terminal del íleon.

12.1.6 Intestino grueso

El intestino grueso mide 1,5 metros de largo y se extiende desde la unión ileocecal hasta el orificio anal. Se divide en las siguientes partes:

- Ciego y apéndice,
- Colon ascendente,
- Colon transverso,
- Colon descendente
- Colon sigmoide
- Recto
- Canal anal

El intestino grueso no tiene función digestiva, pero absorbe agua y electrolitos del quimo que recibe del intestino delgado. Durante este proceso se forman las heces, que se almacenan en el colon sigmoide y finalmente se evacuan por el recto y el canal anal.
La mucosa del intestino grueso no presenta pliegues, excepto en la porción rectal. Tampoco presenta vellosidades. Las glándulas intestinales son largas y se caracterizan por la presencia numerosa de células caliculares y absorbentes. En la capa submucosa se observa más tejido linfoide que en cualquier otra parte del tubo digestivo, ya que representa una defensa inespecífica contra los microbios residentes y no residentes.
Tras una comida, la motilidad del intestino grueso aumenta y, como consecuencia, la materia fecal (heces) es empujada hacia el recto. La distensión del recto actúa como estímulo para iniciar el reflejo de defecación, de modo que se produce la expulsión del material de desecho.

12.1.7 Glándulas digestivas

12.1.7.1 Glándulas salivales

Son glándulas accesorias de la digestión cuyo cometido es la producción de saliva, que actúa como disolvente para limpiar los dientes y disolver las sustancias químicas de los

alimentos; también contienen enzimas (ptialina, lisozimas, etc.). La ptialina digiere el almidón, las lisozimas son bactericidas y la mucosa lubrica los alimentos y la cavidad bucal.
Las glándulas salivales pueden clasificarse en dos grupos:

- Glándulas salivales menores
- Glándulas salivales mayores

Las glándulas salivales menores son numerosas y del tamaño de la cabeza de un alfiler. Se encuentran en las mucosas del paladar, las mejillas y los labios, donde producen pequeñas cantidades de saliva.
Existen tres pares de glándulas salivales principales: parótida, submandibular y sublingual, que están situadas fuera de la cavidad oral. La glándula parótida es más grande y está situada debajo y delante de cada oreja, la glándula submandibular está situada dentro y debajo de la mandíbula y la glándula sublingual está situada debajo de la mucosa del suelo de la boca en el lado de la lengua.
El conducto parotídeo se abre en el vestíbulo de la boca frente al segundo molar superior, mientras que el conducto submandibular se abre en el suelo de la cavidad oral propiamente dicha en una papila situada detrás de los incisivos inferiores. Por último, los conductos sublinguales, numerosos y pequeños, se abren en el suelo de la boca en una cresta posterior a la papila del conducto submandibular.

Enfoque clínico
Enfermedades de las glándulas salivales: las enfermedades más comunes que afectan a las glándulas salivales son las infecciones, la formación de cálculos en la glándula submandibular y los tumores de la glándula parótida. Las parotiditis son la afección clínica más frecuente de las glándulas salivales.

12.1.8 Hígado

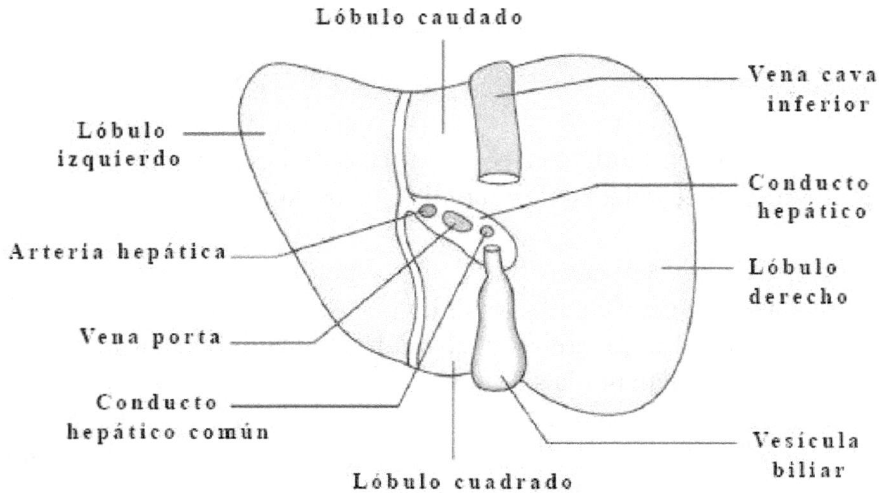

El hígado es el órgano interno más grande del cuerpo y pesa aproximadamente 1.500 gramos en un adulto. Es de color marrón rojizo y está situado en la parte superior derecha de la cavidad abdominal, inmediatamente debajo del diafragma. Su forma puede parecerse vagamente a la de un triángulo con la base apuntando hacia la derecha y el vértice puntiagudo alcanzando el 5° espacio intercostal de la línea media clavicular.
La superficie diafragmática está conectada al diafragma y a las paredes corporales adyacentes y su superficie visceral está conectada a los órganos abdominales. Está dividido en dos lóbulos mayores, izquierdo y derecho, y dos lóbulos menores, caudado y cuadrado. Los vasos, conductos y nervios entran y salen del hígado a través de una zona deprimida en su superficie inferior. La sustancia interna del hígado se divide en segmentos (segmentos hepáticos) en función de la ramificación del conducto biliar y los vasos hepáticos.
El hígado tiene una estructura uniforme formada por placas anastomosadas de células hepáticas denominadas placas hepáticas y separadas por grandes espacios capilares denominados sinusoides. Estos últimos están revestidos por células fagocíticas de Kupffer.
Las placas hepáticas están organizadas en unidades funcionales denominadas lobulillos hepáticos. Cada lóbulo es hexagonal, en el centro de cada lóbulo hay una vena central, mientras que en la periferia hay ramas de la vena porta, la arteria hepática y el conducto

biliar interlobular que juntos forman la tríada portal. De esto se deduce que el hígado tiene una doble irrigación sanguínea: de la arteria hepática y de la vena porta. La sangre de la vena porta (rica en nutrientes y desoxigenada) y la sangre de la arteria hepática circulan por los sinusoides e irrigan las células hepáticas antes de salir por las venas hepáticas.
En el hígado existen unidades aún más pequeñas que los lobulillos hepáticos: los acinos hepáticos. Cada acino está formado por una zona de tejido hepático irrigada por una arteriola hepática que discurre a lo largo de la línea de unión de dos lobulillos hepáticos. En cada extremo del acino hay una vena central.
Las células hepáticas secretan bilis en unos finos canales denominados canalículos biliares, situados dentro de cada placa hepática. Estos canalículos son espacios entre las membranas plasmáticas de las células hepáticas adyacentes. Los canalículos biliares se unen para formar conductos interlobulares, que a su vez forman conductos interlobulares más grandes de la tríada portal. Los conductos interlobulares mayores se unen para formar conductos hepáticos que transportan la bilis fuera del hígado.
Las funciones más importantes del hígado pueden resumirse como sigue:

- Permite el metabolismo de los hidratos de carbono, las grasas y las proteínas,
- Desintoxica el organismo de sustancias nocivas y drogas,
- Libera bilis,
- Produce calor.

12.1.8.1 Secreción biliar

El hígado segrega diariamente alrededor de 1 litro de bilis al árbol biliar. Entre los componentes de la bilis se encuentran las sales biliares y los pigmentos biliares. Los pigmentos biliares producen el color característico de las heces, mientras que las sales biliares ayudan a la digestión de las grasas por emulsificación.

Enfoque clínico

Enfermedades hepáticas comunes: hepatitis, cirrosis hepática, absceso hepático amebiano, tumores, etc. Las enfermedades hepáticas suelen caracterizarse por ictericia, una coloración amarilla de la piel causada por un exceso de pigmento biliar en el plasma sanguíneo.

12.1.9 Vesícula biliar

La vesícula biliar es un saco en forma de pera unido a la superficie inferior del lóbulo derecho del hígado. La vesícula almacena y concentra la bilis que recibe del hígado a través de los conductos hepático y cístico.
La bilis es un líquido verde amarillento que contiene sales biliares y pigmentos biliares. Cuando el quimo graso entra en el duodeno procedente del estómago, las glándulas intestinales de la mucosa duodenal liberan una hormona llamada colecistoquinina, que induce la contracción de los músculos de la vesícula biliar y la bilis se vierte en el duodeno.

Enfoque clínico
Cálculos biliares: Una afección clínica frecuente es la aparición de cálculos biliares. La bilis se compone de diversas sales, pigmentos y colesterol que se concentran a medida que se elimina el agua. Normalmente, el colesterol permanece en solución, pero en determinadas condiciones se forman cristales sólidos llamados cálculos biliares.

12.1.10 Páncreas

El páncreas es una glándula larga, blanda y lobulada que se extiende a través de la pared abdominal posterior por detrás del estómago. Tiene un extremo más expansivo cerca del duodeno, un cuerpo situado en el centro y una cola cónica cerca del bazo. Actúa como glándula exocrina y endocrina.
Los acinos pancreáticos secretan jugo pancreático (secreción exocrina) que pasa al duodeno a través del conducto pancreático. El conducto pancreático se une al conducto biliar común para formar la ampolla de Vater, que se abre en la segunda parte del duodeno. El jugo pancreático es fuertemente alcalino (pH = 8) debido a la presencia de carbonatos, que neutralizan el quimo ácido cuando entra en el duodeno. Las enzimas del jugo pancreático son la tripsina, la amilasa y la lipasa. La tripsina contribuye a la digestión de los hidratos de carbono, la amilasa a la digestión del almidón y la lipasa a la digestión de las grasas.
Los islotes pancreáticos de Langerhans segregan hormonas, concretamente insulina y glucagón (secreción endocrina).

Enfoque clínico

Cáncer de páncreas: se trata de un tumor extremadamente mortal debido a sus funciones exocrinas y endocrinas vitales. Además, la cirugía pancreática es un problema porque el páncreas está formado por tejido vascular esponjoso difícil de suturar.

12.2 El sistema respiratorio

El sistema respiratorio es responsable de la respiración, es decir, del proceso de inhalar y exhalar aire.
La respiración puede dividirse en cuatro procesos:

- Movimiento del aire dentro y fuera de los pulmones,
- Intercambio gaseoso entre el aire de los pulmones y la sangre,
- Transporte de oxígeno (O_2) y dióxido de carbono (CO_2) en la sangre,
- Utilización del oxígeno y producción de dióxido de carbono por las células.

Las vías respiratorias permiten que el oxígeno del aire atmosférico entre en la sangre de los pulmones y que el dióxido de carbono salga de la sangre y entre en el aire atmosférico.

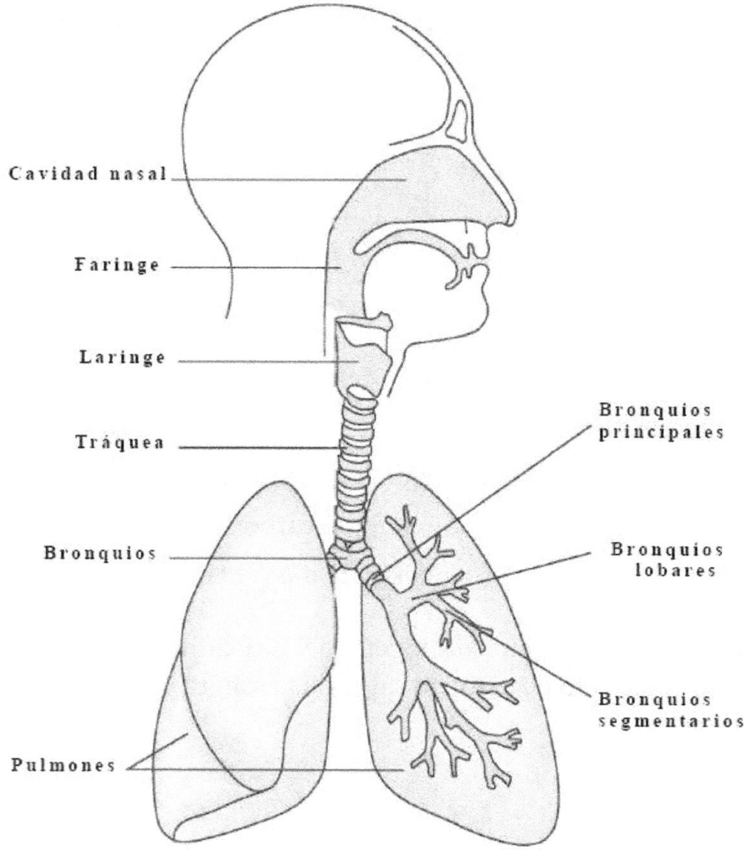

12.3 Partes del aparato respiratorio

Desde un punto de vista anatómico, el sistema respiratorio se divide esencialmente en dos partes:

- Tracto respiratorio superior, que incluye cavidades nasales, faringe y estructuras relacionadas;
- Tracto respiratorio inferior, que incluye la laringe, la tráquea, los bronquios y los pulmones.

Sin embargo, analizando el sistema respiratorio desde un punto de vista funcional, es posible dividirlo en dos partes:

- Porción conductora superior, que incluye las cavidades nasales, la faringe, la laringe, la tráquea, los bronquios, los bronquiolos y los bronquiolos terminales;
- Porción respiratoria inferior, que incluye bronquiolos respiratorios, conductos alveolares, sacos alveolares y alvéolos.

Las principales funciones de las estructuras que componen la parte conductora del sistema respiratorio son dos: proporcionar un conducto a través del cual el aire pueda viajar hacia y desde los pulmones, y acondicionar el aire inhalado, es decir, filtrarlo, calentarlo y humedecerlo a su paso.
La función principal de la parte respiratoria del aparato respiratorio es el intercambio de gases (oxígeno y dióxido de carbono) entre el aire y la sangre, en el que se absorbe el aire y se elimina el dióxido de carbono.
En los párrafos siguientes, se tratarán con más detalle los componentes de la porción conductora superior y de la porción respiratoria inferior del sistema respiratorio.

12.3.1 Cavidad nasal

La cavidad nasal está situada en el interior de la nariz externa. Está dividida en dos cavidades nasales, una derecha y otra izquierda, por el tabique nasal. La pared lateral de la cavidad nasal presenta tres estantes óseos curvados característicos, denominados cornetes nasales, que recubren tres conductos anteroposteriores denominados meatos.
Las características del revestimiento de la cavidad nasal son las siguientes:

- Encima de la nariz (vestíbulo) hay una pequeña zona dilatada revestida de piel (epitelio escamoso estratificado) y pelos rugosos denominados vibrisas. Las vibrisas filtran las partículas de polvo grandes que podrían ser inhaladas.
- En la parte superior, las paredes lateral y medial se unen y forman un techo estrecho (región olfativa) revestido por epitelio olfativo especializado que se ocupa del sentido del olfato.
- La gran zona restante de la cavidad nasal (región respiratoria) está revestida por un epitelio columnar ciliado pseudoestratificado con células caliciformes denominadas epitelio respiratorio.

Las partículas finas como el polvo, el polen o el humo quedan atrapadas en el revestimiento mucoso húmedo de la cavidad nasal. Los cilios son pelos microscópicos similares a las proyecciones de las superficies celulares que difunden el moco y enredan

en él las partículas extrañas. La mucosa que recubre la concha inferior y media contiene senos venosos dilatables llamados cuerpos cavernosos que calientan y humidifican el aire inhalado.
De ello se deduce que las funciones respiratorias de la nariz son calentar, humedecer y filtrar el aire.
Enfoque clínico
Rinorrea: las reacciones alérgicas y la inflamación de la mucosa nasal provocan una acumulación anormal de sangre en las fosas nasales, lo que causa dificultad en la respiración nasal y secreción excesiva de exudados acuosos por la nariz (rinorrea).

12.3.2 Faringe

La faringe es un tubo fibromuscular en forma de embudo que se extiende desde la base del cráneo hasta el borde inferior de la sexta vértebra cervical, donde se une al esófago. Sirve de conducto tanto al aparato digestivo como al respiratorio. Por delante, comunica con las cavidades nasal, oral y laríngea. Por consiguiente, suele dividirse en nasofaringe (parte superior), orofaringe (parte media) y laringofaringe (parte inferior).
La nasofaringe sólo tiene una función respiratoria y está revestida de epitelio respiratorio. Las trompas auditivas, o trompas de Eustaquio pareadas, la conectan con las cavidades del oído medio. Las amígdalas faríngeas (o adenoides) están situadas en la pared posterior.
La orofaringe tiene funciones respiratorias y digestivas. Las amígdalas palatinas se encuentran en las paredes laterales, cerca de la entrada de la orofaringe.
Por último, la laringofaringe dirige los alimentos hacia el esófago y el aire hacia la laringe. El aire se calienta y humedece aún más al pasar por la faringe.

12.3.3 Laringe

Conecta la faringe con la tráquea. El lumen de la laringe se mantiene gracias a sus paredes rígidas formadas por cartílagos hialinos y elásticos unidos por membranas. Hay nueve cartílagos en la laringe: tres no apareados, a saber, epiglotis, tiroides y cricoides, y tres apareados, a saber, aritenoides, corniculado y cuneiforme. El cartílago tiroides es más grande en los hombres y forma una prominencia en la parte delantera del cuello (nuez de Adán). El cartílago cricoides rodea completamente el lumen de la laringe.
La laringe está recubierta internamente por una membrana mucosa y externamente por músculos voluntarios. Dos pares de fuertes bandas de tejido conjuntivo se extienden anteroposteriormente a través de su lumen. Las bandas superiores se denominan cuerdas

vocales falsas, mientras que las bandas inferiores representan las cuerdas vocales verdaderas. El espacio entre las cuerdas vocales falsas se denomina rima vestibular, mientras que el espacio entre las cuerdas vocales verdaderas se denomina rima glótica. Esta última es la parte más estrecha de la cavidad laríngea.
Las cuerdas vocales verdaderas producen sonidos, mientras que las falsas sirven de apoyo a las verdaderas. Toda la cavidad laríngea está revestida por epitelio escamoso pseudoestratificado, a excepción de las cuerdas vocales, que están revestidas por epitelio escamoso estratificado.
La laringe desempeña tres funciones principales:

- Impide que alimentos o líquidos penetren en la tráquea y los pulmones desde la faringe durante la deglución y protege así las vías respiratorias inferiores;
- Permite el paso del aire a los pulmones durante la respiración;
- Produce sonidos.

12.3.4 Tráquea

La tráquea es un tubo cartilaginoso fibroelástico flexible de unos 10 cm de longitud que se encuentra delante del esófago, en parte en el cuello y en parte en la cavidad torácica. Unos 5 cm por debajo de la escotadura yugular, la tráquea se bifurca en bronquios derecho e izquierdo.
El lumen de la tráquea se mantiene abierto mediante 16 a 20 anillos incompletos en forma de C de cartílago hialino. El espacio entre los extremos posteriores libres del cartílago en forma de C está cubierto por una banda de músculo liso (traqueal) y un ligamento fibroelástico. Está revestido por epitelio columnar ciliado pseudoestratificado y contiene muchas células de calicó secretoras de moco.
La disposición de los cartílagos y el tejido elástico en la tráquea impide la obstrucción de las vías respiratorias durante los movimientos de la cabeza y el cuello. Los cartílagos también impiden que el tubo se colapse cuando la presión interna es inferior a la presión intratorácica, es decir, al final de la espiración.

Enfoque clínico
Traqueotomía: Es una medida de salvamento en caso de obstrucción de la primera vía aérea. Se realiza en la parte cervical de la tráquea, detrás del istmo de la glándula tiroides, a través del segundo y tercer anillos traqueales.

12.3.5 Bronquios, bronquiolos y bronquiolos terminales

Tras un corto recorrido oblicuo, cada bronquio entra en su pulmón respectivo y emite ramificaciones, denominadas bronquios lobares, en cada lóbulo pulmonar. A su vez, los bronquios lobares se ramifican como un árbol. Cuando alcanzan un diámetro de aproximadamente 1 mm se denominan bronquiolos.

Los bronquiolos se dividen de nuevo y dan lugar a los bronquiolos terminales, que tienen un diámetro inferior a 0,5 mm. Los bronquiolos terminales representan la última etapa de la porción conductora del sistema respiratorio

12.3.6 Bronquiolos respiratorios: conductos alveolares, sacos alveolares y alvéolos

Los bronquiolos terminales se ramifican para formar los bronquiolos respiratorios, donde comienza el intercambio de gases. Los bronquiolos respiratorios dan lugar a los conductos alveolares, que a su vez desembocan en los sacos alveolares. La pared de estos sacos se asemeja a un racimo de uvas y se denomina alveolo.

Los alvéolos son la sede real del intercambio gaseoso y se definen como unidades funcionales de los pulmones. Los alvéolos forman el parénquima del pulmón. La pared alveolar tiene un tejido elástico característico formado principalmente por fibras de elastina, gracias al cual los alvéolos pueden tomar y expulsar aire durante la inhalación y la exhalación.

12.3.7 Pulmones

Los pulmones son los órganos oxigenadores de la sangre situados en la cavidad pleural. Están formados en gran parte por tejido esponjoso; bronquios, arteria pulmonar y venas pulmonares se ramifican en esta estructura altamente elástica.

Cada pulmón está dividido en lóbulos y lobulillos (segmentos): el pulmón derecho está dividido por dos hendiduras (oblicua y horizontal) en tres lóbulos: superior, medio e inferior. El pulmón izquierdo está dividido por una única hendidura oblicua en dos lóbulos: superior e inferior.

Cada lóbulo está dividido en segmentos denominados segmentos broncopulmonares; cada pulmón tiene diez. Los lóbulos son irrigados por los bronquios lobulares, mientras que los segmentos broncopulmonares son irrigados por los bronquios terciarios.

Los pulmones están cubiertos por una delicada membrana serosa denominada pleura visceral. También hay otra capa de membrana serosa que recubre la pared de la cavidad torácica, el diafragma y el mediastino y se denomina pleura parietal.
El espacio entre las capas parietales de la pleura se denomina cavidad pleural. De ello se deduce que cada pulmón está cubierto por una cavidad pleural.

Enfoque clínico

Asma: se trata de una obstrucción aguda de las vías respiratorias debida a la contracción de la musculatura lisa de los bronquiolos (broncoespasmo), al aumento de la secreción de moco y a la inflamación de las mucosas en respuesta a alergias provocadas por diversas sustancias como el polvo, el polen, alimentos específicos, etc.
En los pacientes asmáticos, la inspiración es normal pero sólo es posible una espiración parcial. Como consecuencia, los pulmones se hiperinflan y se produce una dificultad respiratoria grave (disnea). El asma se trata con fármacos que relajan la musculatura lisa de los bronquiolos, como la adrenalina.

Información clave

Longitud del tubo digestivo	Unos 10 metros
Parte más muscular del tubo digestivo	Esófago
Órgano más dilatado del aparato digestivo	Estómago
Órgano más grande del cuerpo humano	Hígado
Glándula salival más grande	Glándula parótida
Función más importante del intestino delgado	Absorción de nutrientes de los alimentos
Función más importante del intestino grueso	Formación de heces
Parte más estrecha de la cavidad laríngea	Rima glottidis
Sitio más común para la traqueotomía	Zona cervical del tranco, a través del segundo y tercer anillos traqueales.

Capítulo 13

Sistema urogenital

Introducción al sistema urinario

El aparato urinario es el sistema excretor más importante del cuerpo humano. Desempeña un papel vital en el mantenimiento de la homeostasis de las concentraciones de agua y electrolitos en el organismo.

13.1 Componentes del sistema urinario

El sistema urinario comprende las siguientes estructuras:

- Dos riñones
- Dos uréteres
- Vejiga urinaria
- Uretra

Los riñones segregan orina, los uréteres transportan la orina desde los riñones hasta la vejiga urinaria, la vejiga urinaria recoge y almacena la orina y la uretra expulsa la orina desde la vejiga urinaria al exterior.
Las funciones del aparato urinario pueden resumirse del siguiente modo:

- Formación y secreción de orina,
- Mantener el equilibrio de agua y electrolitos para establecer el medio interno de las células del organismo,
- Excreción de productos metabólicos tóxicos como la urea y la creatinina,
- Retirada de cualquier medicación tomada.

13.1.1 Riñones

Los riñones son los principales órganos excretores del cuerpo y eliminan la mayor parte de los productos de desecho del organismo, muchos de los cuales son tóxicos. Tienen forma de alubia, son de color marrón rojizo y están situados en la región lumbar, uno a cada lado de la columna vertebral. El riñón derecho está ligeramente más bajo que el izquierdo debido a la presencia del hígado sobre él. Cada riñón está rodeado por una fina cápsula fibrosa, la cápsula renal, que a su vez está rodeada por tejido adiposo denso (grasa perinéfrica).
La grasa perinéfrica está encerrada en una fina vaina fascial, la fascia renal, y desempeña una tarea protectora frente a los choques mecánicos.
El borde cóncavo medial del riñón tiene el hilio, a través del cual la arteria renal y los nervios entran en el órgano y la vena renal y el uréter salen.
El examen de la sección coronal del riñón a simple vista muestra que los dos tercios interiores de la superficie del órgano están ocupados por zonas piramidales de color oscuro denominadas pirámides renales (entre 8 y 15). Las puntas de estas pirámides se denominan papilas renales y se proyectan hacia los cálices menores. El resto de la superficie externa se denomina corteza.
La columna renal es similar al tejido cortical que se extiende entre las pirámides. La columna renal y las pirámides juntas constituyen la médula.
Los cálices menores rodean las papilas renales, se unen para formar dos o tres cálices mayores que a su vez convergen para formar un canal en forma de embudo denominado pelvis renal. Esta zona acaba estrechándose para formar un tubo estrecho, el uréter, que sale del riñón y lo conecta con la vejiga urinaria.
Desde un punto de vista microscópico, el riñón consta de dos elementos: el componente excretor y el componente colector.
El componente excretor consta de aproximadamente un millón de unidades microscópicas denominadas nefronas, mientras que el componente colector está formado por túbulos colectores, cálices menores y mayores.
Las nefronas son las unidades estructurales y funcionales del riñón y constan de dos partes: un glomérulo y un túbulo renal. El glomérulo es un conjunto esférico de capilares anulares que invagina el extremo ciego expandido del túbulo renal (cápsula glomerular o cápsula de Bowman). A esta cápsula le siguen el túbulo contorneado proximal, el asa de Henle, el túbulo contorneado distal y, por último, el túbulo de unión que comunica con el túbulo colector.
La orina es el resultado de la filtración de la sangre por las nefronas. Los túbulos colectores son la continuación de los túbulos contorneados distales. Varios túbulos colectores se unen para formar un gran conducto denominado conducto colector, conducto

papilar o conducto de Bellini. Se abre en las papilas renales para verter la orina en los cálices menores.

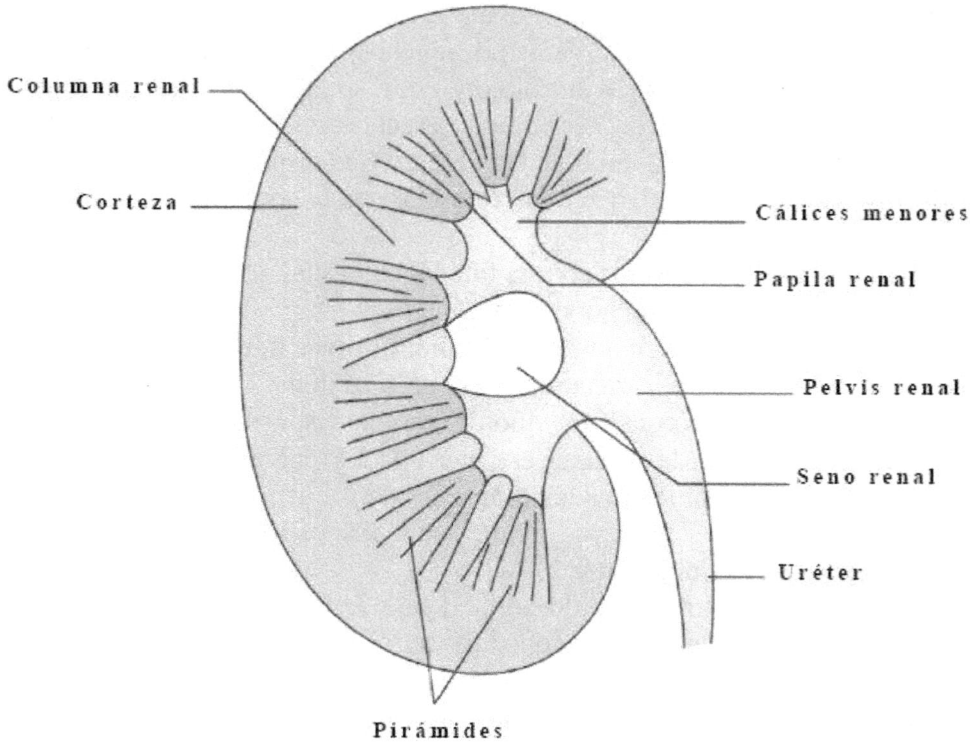

Enfoque clínico

Daño renal: incluso en caso de daño grave, los riñones son capaces de realizar su importante función de mantener la homeostasis mientras un tercio del riñón siga funcionando correctamente. Las lesiones en la región lumbar pueden provocar lesiones renales con hemorragia interna y posterior producción de sangre en la orina.

La orina de un individuo sano está prácticamente libre de bacterias, pero se contamina fácilmente después de orinar porque sus componentes orgánicos actúan como nutrientes para los microbios contaminantes. La descomposición de sus componentes orgánicos por la acción bacteriana produce amoníaco.

13.1.2 Uréteres

Cada uréter es un tubo muscular estrecho de unos 25 cm de longitud que conecta la pelvis renal con la vejiga urinaria. El uréter conduce la orina desde la pelvis renal hasta la vejiga urinaria mediante la contracción peristáltica del músculo liso de su pared.

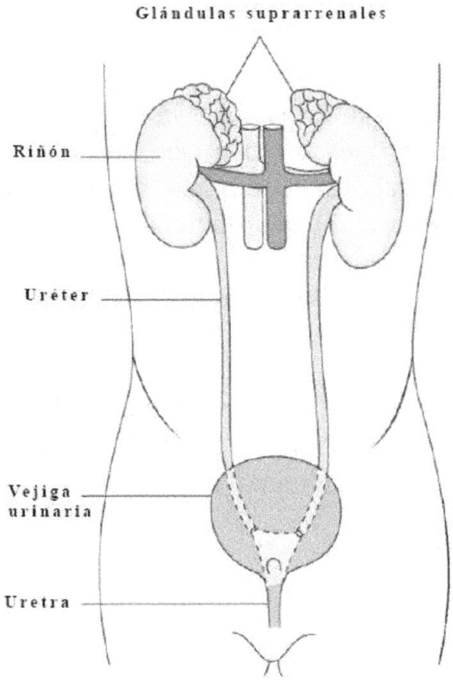

Mediante observación bajo el cistoscopio, se pueden observar chorros de orina que llegan a la vejiga desde los orificios ureterales dos o tres veces por minuto. Las ondas peristálticas se desencadenan por la presencia de orina en la pelvis renal.
El lumen del uréter está revestido de epitelio de transición. Las células de esta capa segregan una membrana mucosa que recubre las paredes del uréter con una película protectora, impidiendo así la absorción de sustancias tóxicas.

13.1.3 Vejiga urinaria

La vejiga urinaria es un depósito muscular para la orina. Está situada entre la sínfisis púbica y el recto en los hombres, y entre la sínfisis púbica y el útero en las mujeres. La vejiga tiene una capacidad bastante variable (una media de 200-300 ml). En el varón, la glándula prostática está situada debajo de la vejiga urinaria.
La forma de la vejiga urinaria viene determinada por el volumen de orina que contiene: una vejiga vacía adopta una forma piramidal con vértice, cuerpo, fondo y cuello. Este último representa la parte más fija de la vejiga urinaria. El vértice está sujeto por el ligamento umbilical medio.
El fuerte revestimiento muscular de la pared de la vejiga urinaria está formado por fibras musculares lisas que forman el músculo detrusor, en el que las fibras musculares están dispuestas en forma de espiral. La membrana mucosa que recubre la cavidad está compuesta por epitelio de transición que disminuye de grosor a medida que la vejiga urinaria se estira y las células se alargan.
La zona triangular situada entre los dos orificios ureterales y un único orificio uretral se denomina trígono vesical. Por encima del trígono, la mucosa permanece lisa aunque la vejiga esté vacía.
En el sexo masculino, detrás del orificio uretral interno, hay una pequeña protuberancia en forma de uva producida por el lóbulo medio de la glándula prostática (úvula vesical). La úvula vesical, cuando aumenta de tamaño debido a la hipertrofia prostática, obstruye el orificio uretral masculino.

13.1.4 Uretra

La uretra representa la continuación tubular del cuello de la vejiga urinaria; transporta la orina desde la vejiga urinaria al exterior del cuerpo. La uretra tiene dos esfínteres musculares, uno interno y otro externo.
El esfínter uretral interno, situado en la unión de la vejiga y la uretra, está formado por el músculo detrusor de la vejiga urinaria. Es de naturaleza involuntaria y está bien desarrollado en el sexo femenino.
El esfínter uretral externo está formado por el músculo esfínter uretral del diafragma urogenital. Está formado por fibras musculares esqueléticas y, por lo tanto, es de naturaleza voluntaria.
La uretra femenina es corta, de unos 4 cm, y descarga la orina en el vestíbulo de la vagina. En el sexo femenino, la uretra pertenece exclusivamente al aparato urinario; la uretra

masculina se describirá más adelante en este capítulo, ya que también está relacionada con el aparato reproductor.

Enfoque clínico
Cistitis: es una inflamación de la vejiga urinaria que suele producirse por infecciones. Estas infecciones de la vejiga urinaria suelen producirse cuando entran en ella bacterias procedentes del exterior. De ello se deduce que la cistitis es más frecuente en el sexo femenino debido a la brevedad de la uretra y a su abertura en la superficie del cuerpo, en el vestíbulo de la vagina.

13.2 El aparato reproductor

El sistema reproductor se ocupa de tener descendencia, es decir, de la perpetuación de la especie. Existen diferencias notables en la anatomía y la fisiología de los órganos reproductores masculino y femenino. El aparato reproductor masculino produce gametos masculinos llamados espermatozoides y los transfiere al individuo femenino mediante el proceso del coito (relación sexual o cópula).
El aparato reproductor femenino no sólo produce gametos femeninos llamados ovocitos y recibe espermatozoides del varón, sino que también interviene en el desarrollo del embrión y del feto y nutre al niño incluso después del nacimiento a través de la leche materna.
Los órganos reproductores entran en funcionamiento durante la pubertad, mientras que los órganos de otros sistemas corporales lo hacen al nacer o poco después.
A pesar de estas considerables diferencias en los sistemas reproductores masculino y femenino, ambos sexos presentan características similares:

- Dos glándulas sexuales, simétricas
- Dos parejas diferentes de pasajes para los gametos,
- Glándulas accesorias,
- Genitales externos.

13.3 Aparato reproductor masculino

Los órganos reproductores masculinos son los siguientes:

- Testículos

- Epidídimo
- Conducto deferente
- Vesículas seminales (glándulas accesorias)
- Conductos eyaculadores
- Glándula prostática (glándula accesoria)
- Glándulas bulbouretrales (glándulas accesorias)

Los genitales externos masculinos incluyen:

- Pene
- Uretra
- Escroto

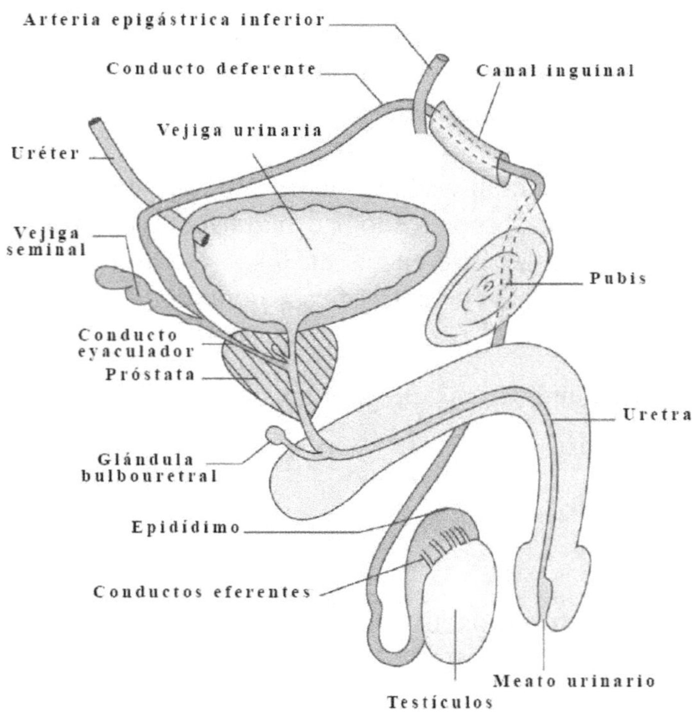

Todos los órganos reproductores masculinos y los genitales externos masculinos son órganos sexuales secundarios, a excepción de los testículos, que son los órganos sexuales primarios.

13.3.1 Testículos

Los testículos son glándulas sexuales masculinas situadas en el interior del escroto, a ambos lados del cuerpo. Cada testículo tiene forma ovoide y color blanquecino y consta de 200 a 300 lobulillos. Cada lobulillo contiene entre 1 y 4 túbulos seminíferos.
Entre los túbulos hay grupos de células intersticiales (células de Leydig) que segregan testosterona durante y después de la pubertad. Los túbulos seminíferos sólo contienen dos tipos de células: las células germinales y las células de Sertoli. Las células germinales producen espermatozoides por diferenciación progresiva y las células de Sertoli proporcionan soporte mecánico y nutrición a los espermatozoides. La testosterona regula la espermatogénesis y el desarrollo de los órganos sexuales secundarios.
Tras su producción en los túbulos seminíferos, los espermatozoides abandonan el testículo a través de los conductos eferentes que emergen de la parte superior del testículo y se abren en el conducto del epidídimo.

13.3.2 Epidídimo

El conducto del epidídimo, aunque mide 6 metros de largo, está tan doblado que forma un cuerpo compacto en forma de coma llamado epidídimo. Cubre el polo superior del testículo.
Los espermatozoides se almacenan en el epidídimo hasta su liberación mediante la masturbación o el coito. Durante el periodo de almacenamiento, los espermatozoides maduran y se vuelven móviles.

13.3.3 Conducto deferente

El conducto deferente emerge de la cola del epidídimo y es un tubo fibromuscular de unos 45 cm de longitud que transporta los espermatozoides desde el epidídimo hasta el conducto eyaculador. El extremo del conducto deferente se ensancha para formar la ampolla.

Los espermatozoides son transportados a lo largo del conducto deferente por las contracciones musculares de sus paredes.

13.3.4 Vesículas seminales

Son glándulas en forma de saco adyacentes a las ampollas del conducto deferente. En realidad, son excrecencias tubulares que surgen de la última parte del conducto deferente. Cada glándula mide unos 5 cm de largo y su corto conducto se une al conducto deferente para formar el conducto eyaculador. A partir de este punto, la uretra masculina es un conducto común para los sistemas urinario y genital. Esto se debe a que los sistemas de conductos de los testículos y los riñones se desarrollan a partir de una estructura embrionaria común denominada conducto mesonéfrico.

13.3.5 Conducto eyaculador

Este conducto se encuentra cerca de la glándula prostática y está formado por la unión del conducto deferente y el conducto de la vesícula seminal. El conducto eyaculador, de unos 2,5 cm de longitud, perfora la glándula prostática y desemboca en la uretra.

Enfoque clínico

Vasectomía: se trata de una intervención quirúrgica en la que se corta el conducto referente y se liga a ambos lados para que los espermatozoides no puedan pasar del testículo a la uretra. La vasectomía es un método común para incapacitar permanentemente a los varones para fecundar (es decir, hacerlos infértiles).

13.3.6 Glándula prostática

La próstata es la mayor glándula sexual accesoria y pesa unos 20 gramos en un varón adulto. Es una glándula en forma de cono del tamaño de una castaña, situada bajo el cuello de la vejiga urinaria con el vértice apuntando hacia abajo.

Es en parte glandular, en parte muscular y en parte fibrosa. El tejido glandular de la próstata consta de tres tipos de glándulas: mucosa, submucosa y glándula prostática principal. Sus glándulas segregan un líquido lechoso opalescente y sin moco que es nutritivo para los espermatozoides y constituye la mayor parte del semen. Las glándulas prostáticas se abren en la parte prostática de la uretra y su secreción contiene fosfatasa ácida, ácido cítrico, amilasa, fibrinolisina y antígeno prostático específico (PSA). La fibrinolisina licua el esperma tras la eyaculación.

Enfoque clínico

Hipertrofia benigna de próstata: se produce por hipertrofia de las glándulas mucosas y submucosas en casi el 50% de los varones después de los 50 años. El agrandamiento del tejido prostático comprime la uretra prostática causando una obstrucción parcial o total. Esto provoca dificultad para orinar.

Carcinoma de próstata: esta afección clínica se produce debido a la hipertrofia maligna de las glándulas prostáticas principales. Representa el segundo cáncer más frecuente en los hombres de edad avanzada.

13.3.7 Glándulas bulbouretrales

Las glándulas bulbouretrales (o glándulas de Cowper) son dos pequeñas glándulas del tamaño de un guisante situadas una a cada lado de la uretra membranosa. Sus conductos miden unos 2 cm de largo y se abren en la uretra del pene. Segregan un moco fluido que lubrica la uretra del pene antes de la eyaculación.

13.3.8 Pene

El pene es el órgano copulador masculino y transfiere el esperma del aparato genital masculino al femenino. Para ello, el pene debe estar rígido (erecto) para poder penetrar en la vagina. El pene consta de tres columnas fibrosas de tejido eréctil, dos emparejadas y una no emparejada.

Cada columna de tejido eréctil está rodeada por una gruesa vaina de tejido conjuntivo fibroso denominada túnica albugínea. Estas columnas tienen numerosos espacios cavernosos llenos de sangre. Las tres columnas están encerradas en un único tubo de piel adherente. Obsérvese que no hay tejido subcutáneo alrededor del pene. Las columnas emparejadas se denominan cuerpos cavernosos, mientras que la columna emparejada se denomina cuerpo esponjoso.

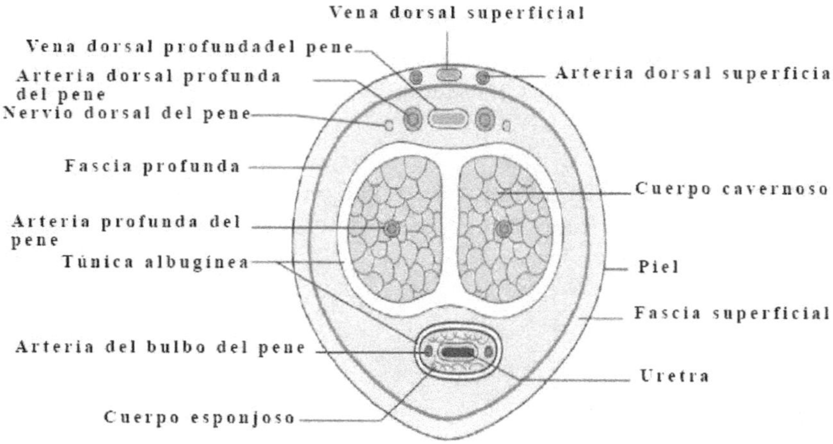

El cuerpo esponjoso está atravesado por la uretra. El extremo proximal expandido (bulbo) del cuerpo esponjoso está unido a la membrana perineal, que se extiende entre los lados del arco púbico y su extremo distal expandido forma el glande del pene. El pliegue de piel que cubre el glande se denomina prepucio. Los cuerpos cavernosos distalmente tienen extremos cónicos mientras que proximalmente divergen a derecha e izquierda, ambos firmemente unidos al arco púbico en sus respectivos lados.

Durante la excitación sexual, las arterias que irrigan los espacios cavernosos se dilatan; como resultado, se produce un gran aumento del volumen de sangre que fluye hacia los espacios cavernosos y éstos se expanden. Mientras tanto, las venas se comprimen e impiden que la sangre salga del pene. Esto permite que los espacios cavernosos se vuelvan turgentes y que el pene se vuelva rígido y erecto.

13.3.9 Uretra

La uretra masculina mide unos 20 cm de largo y se caracteriza por tener forma de S. Atraviesa la glándula prostática, el diafragma urogenital y el pene para vaciarse fuera del cuerpo.

Se divide en tres partes: parte prostática, parte membranosa y parte esponjosa.

La uretra masculina proporciona paso tanto a la orina como al esperma.

13.3.10 Escroto

El escroto es una bolsa de piel y tejido subcutáneo. Está dividido en dos compartimentos internos por un tabique de tejido conjuntivo. Cada compartimento contiene el testículo y el cordón.

13.4 Aparato reproductor femenino

Los órganos reproductores femeninos están formados por:

- Ovarios
- Trompas uterinas
- Útero
- Vagina

Los genitales externos femeninos incluyen:

- Clítoris
- Labios grandes
- Labios pequeños
- Glándulas vestibulares mayores
- Pubis
- Orificio vaginal

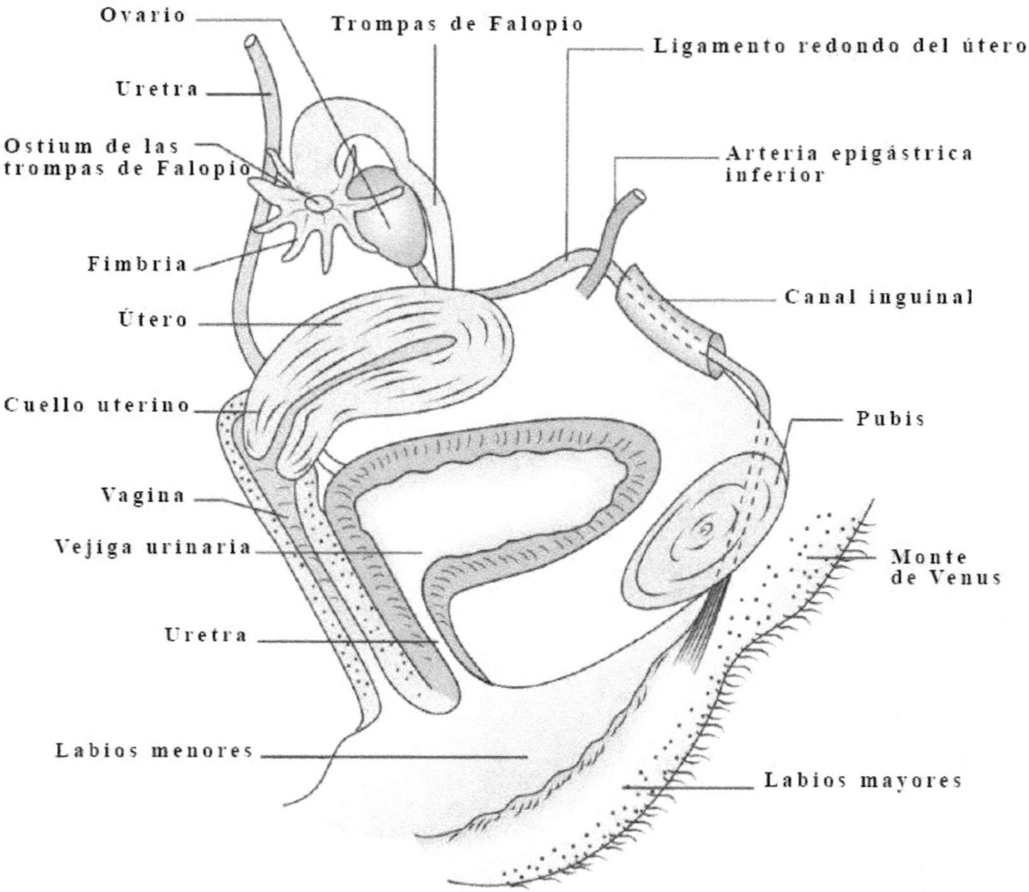
Ovario
Trompas de Falopio
Ligamento redondo del útero
Uretra
Ostium de las
trompas de Falopio
Arteria epigástrica
inferior
Fimbria
Canal inguinal
Útero
Cuello uterino
Pubis
Vagina
Vejiga urinaria
Monte
de Venus
Uretra
Labios menores
Labios mayores

13.4.1 Ovarios

Los ovarios son las glándulas sexuales femeninas, una a cada lado, situadas en la pared lateral de la pelvis. Cada ovario se caracteriza por una forma almendrada y un cuerpo macizo.

El ovario produce gametos femeninos llamados óvulos y hormonas sexuales femeninas (estrógeno y progesterona). Al nacer, cada ovario contiene unos 2 millones de óvulos inmaduros. Desde la pubertad hasta el final del periodo reproductivo (de los 15 a los 45 años aproximadamente), cada mes se vierte un óvulo en la cavidad peritoneal. En total, se vierten unos 400 óvulos en toda la vida reproductiva de una mujer. El periodo entre ovulaciones sucesivas se denomina ciclo ovárico.

13.4.2 Trompas uterinas

Hay dos trompas uterinas, una a cada lado del útero. Cada trompa mide unos 10 cm de largo y se encuentra en el borde libre de un pliegue del peritoneo, el ligamento ancho.

Su estrecho extremo medio se abre hacia el útero y el extremo distal expandido (ovario), denominado infundíbulo, se abre hacia la cavidad peritoneal. La abertura del infundíbulo, denominada ostium, está rodeada de largos y finos procesos en forma de dedos (fimbrias). Cuando un óvulo se vierte, la boca del ostium está preparada para recibirlo con la ayuda de las fimbrias, que juntas empujan el óvulo mediante la acción peristáltica de la pared de la trompa y los movimientos de la alfombra de cilios del revestimiento mucoso. Aquí el óvulo puede ser fecundado por el espermatozoide que ha podido atravesar la vagina y el útero. El óvulo es fecundado en la parte más ancha y larga de las trompas, denominada ampolla tubárica. La parte de las trompas más cercana al útero es más estrecha y se denomina istmo tubárico.

Enfoque clínico

Tubectomía: se trata de un procedimiento quirúrgico en el que se ligan las trompas uterinas y se cortan por ambos lados, de modo que se interrumpe la conexión entre el esperma y el ovocito. La tubectomía es un método habitual para dejar a las mujeres permanentemente estériles.

13.4.3 Útero

El útero es un órgano muscular hueco de paredes gruesas, situado entre la vejiga urinaria y el recto y con forma de pera invertida y aplanada. Su parte superior redondeada se denomina fondo uterino y su parte inferior, más estrecha, cuello uterino.
La parte principal del útero se encuentra entre el fondo y el cuello uterino. Una ligera constricción llamada istmo marca la unión entre el cuello uterino y el cuerpo. Las trompas de Falopio se abren en el útero, una a cada lado, en la unión del fondo uterino y el cuerpo del útero. El óvulo fecundado es transportado a la cavidad uterina por la trompa de Falopio, donde se implanta para el desarrollo del feto.

13.4.4 Vagina

La vagina es un canal fibromuscular de paredes finas y unos 10 cm de longitud que constituye el órgano copulador femenino. El cuello del útero se proyecta en ella superiormente, mientras que inferiormente la vagina se abre en el vestíbulo de los genitales externos. Sus principales funciones son recibir el pene durante el coito, permitir la salida del flujo menstrual y el parto.
El interior de la vagina está revestido de epitelio escamoso estratificado húmedo protector. Los músculos lisos de la pared vaginal pueden estirarse en gran medida para acomodar el pene durante el coito y permitir el paso del bebé durante su nacimiento. El líquido lubricante de la vagina procede de las glándulas del cuello uterino.

13.4.5 Clítoris, labios menores y mayores

Los genitales externos femeninos (vulva) están formados por el vestíbulo y las estructuras circundantes.
El clítoris es una pequeña estructura eréctil situada en el margen anterior del vestíbulo. Mide menos de 2 cm de largo y consta de un cuerpo, un glande y un tejido eréctil similar al del pene. Embriológicamente, de hecho, pene y clítoris son estructuras similares.
El clítoris está ricamente dotado de receptores sensoriales y su función es iniciar e intensificar el placer sexual. Anteriormente, los labios menores se unen por encima del clítoris para formar un pliegue de piel llamado prepucio. Lateralmente a los labios menores hay dos pliegues redondeados de piel más prominentes llamados labios mayores.

13.4.6 Glándulas vestibulares mayores

Son un par de glándulas que se abren en el vestíbulo por ambos lados. Están situadas entre el orificio vaginal y los labios menores. Su secreción lubrica y ayuda a mantener la humedad en la zona vestibular.

13.4.7 Pubis

Los dos labios mayores se unen anteriormente para formar una región elevada en relación con la sínfisis púbica, se denomina pubis y sirve de almohadilla grasa protectora. El espacio entre los labios mayores se denomina fisura pudenda.
Las superficies laterales de los labios mayores y la superficie del pubis están cubiertas de vello áspero.

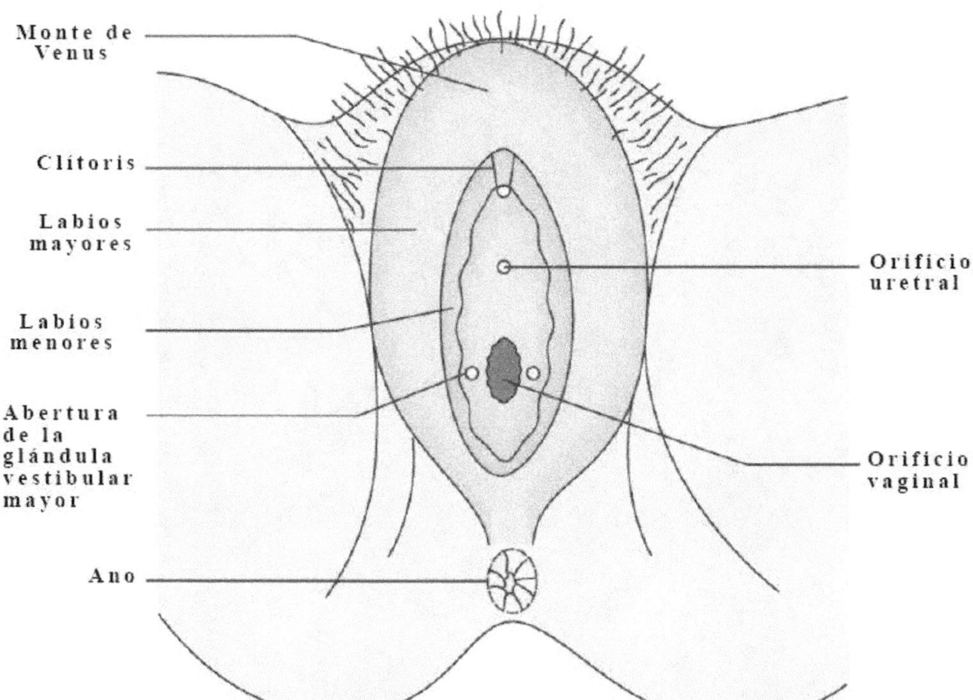

13.4.8 Orificio vaginal

El orificio vaginal está situado en la parte posterior del vestíbulo de los genitales externos. En las vírgenes, el orificio vaginal está cubierto por una fina membrana mucosa llamada himen. Normalmente, el himen está perforado por uno o varios orificios para permitir el flujo menstrual y se perfora completamente durante la primera relación sexual. Cuando se destruye, los restos del himen pueden verse a lo largo del margen del orificio vaginal en forma de pequeñas formas redondeadas llamadas carúnculas himeneales.

Información clave

Función principal del sistema urinario	Mantener la concentración correcta de agua y electrolitos en el cuerpo humano (homeostasis)
Órgano excretor más importante del cuerpo humano	Riñones
Unidad estructural y funcional de los riñones	Nefronas
Todos los órganos comienzan sus funciones en el momento del nacimiento o inmediatamente después, a excepción de:	Órganos sexuales, que comienzan sus funciones durante la pubertad.
Órganos sexuales primarios en el sexo masculino	Testículos
Órganos sexuales primarios en el sexo femenino	Ovarios
Cáncer más frecuente en el aparato reproductor masculino	Carcinoma de próstata
Cáncer más frecuente en el aparato reproductor femenino	Adenocarcinoma

Conclusiones

Al final de este manual, deberá haber adquirido todos los conocimientos básicos necesarios para comprender las células y estructuras más complejas que regulan el cuerpo humano desde el momento del nacimiento hasta la muerte.
A través del estudio en profundidad de este libro, y de la anatomía humana en general, podrás conocer los procesos que mantienen vivo el cuerpo y nos permiten realizar cualquier acción, desde la más sencilla a la más compleja.

La anatomía es sin duda una de las disciplinas más antiguas y que siempre ha fascinado al hombre. De hecho, el primer manual de anatomía se remonta al año 3.400 a.C., antes incluso de la llegada de Hipócrates y del nacimiento de la Medicina.
A lo largo de milenios, los hombres de ciencia se han dedicado al estudio, análisis y observación del cuerpo humano, sus órganos, tejidos y procesos, incluso cuando los medios disponibles eran rudimentarios y los conocimientos aún bastante limitados.
En los últimos siglos, gracias a la continua evolución tecnológica, hemos podido profundizar aún más en esta disciplina y descubrir células, funciones, hormonas y estructuras antes desconocidas. Aún hoy en día, el cuerpo humano es una máquina que no deja de asombrar y ofrecer nuevos descubrimientos.
Por este motivo, el estudio de este manual no debe considerarse necesariamente un punto de llegada, sino más bien un punto de partida desde el que plantearse preguntas e interrogarse sobre el cuerpo humano y su estructura. Sólo mediante el estudio continuo, el análisis detallado y la observación precisa es posible contribuir al desarrollo de esta maravillosa disciplina tan antigua como moderna y fascinante.

www.ingramcontent.com/pod-product-compliance
Lightning Source LLC
LaVergne TN
LVHW082031051026
849532LV00011B/3320